# SANFTE SELBSTHEILUNG
## mit harmonischen Schwingungen

# DAS PRAXISBUCH

# Alan E. Baklayan

# HINWEIS FÜR DEN LESER

**Achtung!**

Dieses Buch soll auf keinen Fall die Diagnose und Therapiekontrolle durch einen Arzt oder Heilpraktiker ersetzen! Auch wenn die Ergebnisse mit dem Diamond Shield Zapper und seinen elektrischen Frequenzen beeindruckend sind – selbst bei sehr schweren, chronischen Erkrankungen – so ist dies nicht als Ersatz für eine kontrollierte medizinische Therapie gedacht.

A.E. Baklayan
Heilpraktiker

München

© 2015
Verlag: Lehrinstitut Baklayan für bioenergetische Ordnungstherapie

ISBN 978-3-00-049320-1
1. Auflage 2015

# INHALTSVERZEICHNIS

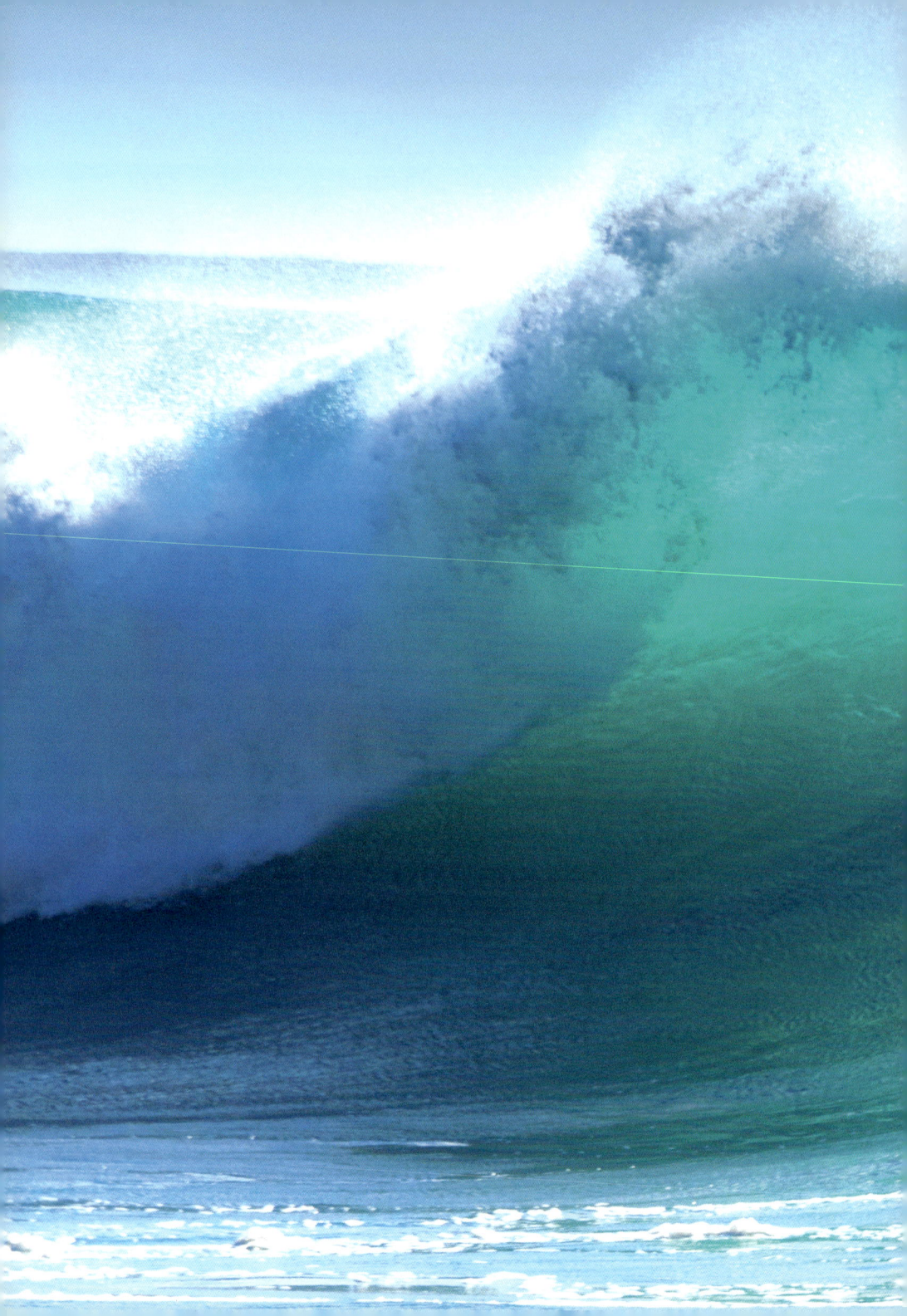

Wenig bringt viel.....Wenn Sie sich entschieden haben dieses Buch zu lesen, wünschen Sie sich offensichtlich wieder gesund zu werden, ihre Gesundheit zu verbessern und zu erhalten.

Vielleicht sind Sie es aber auch einfach nur leid, noch mehr Bücher zum Thema „Theorien der naturheilkundlichen Methoden" und andere Selbsthilfebücher zu lesen, die oft den Eindruck erwecken, mit Hilfe ihrer großartigen Erkenntnisse jede Art von Krankheit heilen zu können. Der vermeintliche Preis hierfür ist es oftmals, die Ernährung bzw. sämtliche Gewohnheiten und Ihr ganzes Leben auf den Kopf stellen zu müssen.

Ich bin schon häufig gefragt worden, wie eine solche Umstellung in der täglichen Praxis schlussendlich aussieht und wie sich die Erfolge tatsächlich gestalten. Da ich durchaus ein Anhänger des Prinzips der „Selbsthilfe" und auch des Credos „Jeder Patient muss etwas für sich tun" bin, habe ich mir überlegt, ob es denn nicht sinnvoll wäre, eine Beantwortung dieser Frage mit vielen praktischen Tipps zu kombinieren. Diese Tipps sollen den Einzelnen dabei unterstützen sich selbst zu helfen und zwar mit einem minimalen Aufwand, der wirklich nur dann gesteigert wird, wenn sich der Erfolg nicht einstellen sollte.

Der entscheidende Unterschied zwischen der naturheilkundlichen Regulations-Therapie und der Schulmedizin ist, dass bei ersteren die Bereitschaft des Patienten etwas für sich selbst zu tun und zu verändern, vorhanden ist, im Gegensatz zur Schulmedizin, bei der es meist nur darum geht, gewisse Medikamente in Pillenform zu sich zu nehmen. Den meisten Betroffenen ist nicht bewusst, dass sie nicht unbedingt vieles verändern müssen, um eine positive Wirkung zu erzielen.

Dieser Umstand bildet neben weiteren Themen den Kern dieses Buches und wird anhand einer Reihe ausgewählter Patientenfälle, die eine möglichst breite Palette an Symptomatiken abdecken, illustriert.

Darin werden sowohl schnelle Behandlungserfolge mit quasi „spontanen" Heilungen als auch schwierigere Fälle abgehandelt. Natürlich werden die kniffligen depressiven Verstimmungen nicht ausgelassen, die aufgrund ihrer weiten Verbreitung in der Bevölkerung für einen Großteil der Leser von Interesse sein dürften.

Da das Thema des Buches die Selbsthilfe sein soll, repräsentieren die ausgewählten Fallbeispiele nicht die „gängigen" Fälle, mit denen ich alltäglich in meiner Praxis konfrontiert bin, sondern vielmehr eine besondere Patientengruppe, die folgendes verbindet: Aufgrund ihres entfernten Wohnortes ist es diesen Patienten nicht möglich regelmäßig in die Praxis zu kommen, sodass sie bezüglich ihrer Therapie vieles selbst in die Hand nehmen müssen.

Auch finanzielle Gründe spielen oft eine Rolle bei der Entscheidung von Patienten, nicht öfters in meine Praxis zu kommen. Des Weiteren handelt es sich bei besagten Patienten meist um begeisterte Leser der Bücher von Frau Dr. Clark, meiner Bücher als auch themenverwandter Literatur. Darüber hinaus handelt es sich auch um Besitzer des Diamond Shield Zappers IE, die höchst motiviert sind, einen beträchtlichen Anteil ihrer Therapie selbst durchzuführen.

Ich möchte gleich an dieser Stelle ein paar Behauptungen auf-
stellen, die einigen unter Ihnen wahrscheinlich sehr provozie-
rend – ja vielleicht sogar anmaßend – erscheinen werden:

> 1. Führt man den Körper zurück in die
>    Regulation wird er wieder gesund!
>
> 2. Wird der Körper nicht gesund, liegt es daran,
>    dass etwas von außen oder von innen dieser
>    Regulation entgegenwirkt.
>
> 3. Entfernt man diese „Regulations-Blockade",
>    so hat der Körper keine andere Wahl als
>    gesund zu werden!

Bevor Sie das Buch nun ungläubig in die Ecke werfen, möchte
ich Sie bitten, erst einmal weiterzulesen und mir die Möglichkeit
zu geben, meine Behauptungen zu beweisen.

Der dritte Leitsatz, der sich mir in Form einer Eingebung offenbarte, ist sicherlich provokativ, stellt aber zugleich eine Aussage
dar, über deren Bedeutung man sehr lange und immer wieder
nachsinnen sollte. Wenn Sie sich einige der folgenden Patientenfälle durchlesen, werden Sie verstehen was ich damit
meine.

# Worum es in diesem Buch geht:

## Blockaden

Wie der Name schon sagt, handelt es sich um etwas, das den Energiefluss oder den Stoffwechsel des Körpers standig blockiert. Die erwähnten Blockaden sind manchmal erstaunlich einfach zu beseitigen. Manchmal bestehen sogar mehrere unterschiedliche Blockaden, d.h. es kann sich hierbei natürlich auch um emotionale oder mentale Glaubenssätze handeln. Diese sind im Grunde genommen auch einfach zu  entfernen, jedoch schwieriger zu diagnostizieren, sodass hier die Hilfe eines kompetenten Therapeuten meist von Nöten sein wird.

## Die Regulation des Körpers

Es gibt natürlich viele erfolgsversprechende Ansätze, um die Regulation des Körpers anzusprechen. In diesem Buch wird die seit Jahrtausenden bewährte Regulation durch das energetische Netzwerk des Körpers bzw. die Meridiane aus der traditionellen chinesischen Medizin thematisiert.

## Meridiane

Meridiane sind nach der traditionellen chinesischen Medizin ein Geflecht von Gefäßen, die den ganzen Körper mit Lebenskraft ernähren, ähnlich den Blutgefäßen, die den Körper mit Blut versorgen. Die chinesische Medizin hat vor Jahrhunderten festgestellt, dass unser Meridian-Gefäß-System in sich verbunden ist und der Energiefluss regelmäßig hindurch fließt, ähnlich dem Puls des arteriellen Blutkreislaufs.

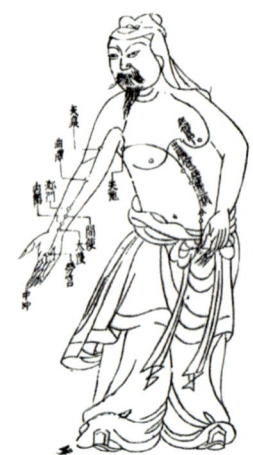

Dieses energetische Netzwerk ist bei Erkrankungen blockiert. Somit muss es das Ziel sein, diese Blockaden aufzulösen: Mithilfe der Mikroströme für die Frequenzprogramme der Harmonikalischen Frequenz-Therapie (siehe Glossar) werden alle Meridiane innerhalb von sechs Minuten durchgepustet und aktiviert. Dies erfolgt in der richtigen Reihenfolge, anstatt verschiedene Akupunkturpunkte mit Nadeln zu stechen.

## Reihenfolge der Meridiane

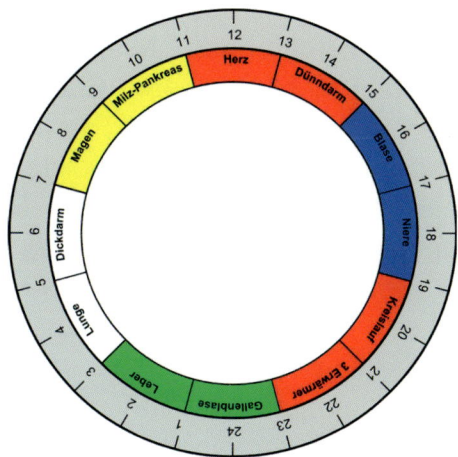

Danach gehen die Meridiane in Regulation und Gesundung. So einfach ist das.

## Weitere Blockaden

Wenn keine vollständige Wiederherstellung erfolgt, so liegt das an weiterhin vorhandenen Blockaden, die dies verhindern. Ich habe absichtlich alle Krankheitsbilder in diesem Buch so angeordnet, dass zu Beginn die vergleichsweise „einfachen"

Fällen erläutert werden, um dann im Verlauf auf jene Fälle einzugehen, die sich durch zunehmende Blockaden auszeichnen.
Es werden konkrete Empfehlungen gegeben, die die Auflösung
solcher Blockaden ermöglichen.

## Steigende Schwierigkeit

Somit ist innerhalb eines Krankheitsbildes jeder Fall schwieriger
als der vorangegangene. Dies soll als Leitfaden bei der eigenen
Vorgehensweise dienen, nämlich vom einfachen Symp-
tombild zum schwierigeren.
Einige tiefgehende Blockaden wie Impfblockaden, Candidabelastungen, schwere Vergiftungen, Miasmen, Immundefekte
usw. werden mit Absicht nicht in diesem Buch besprochen, da
diese in die Hände eines kompetenten Therapeuten gehören.
Für die große Mehrheit der Betroffenen werden die in diesem
Buch besprochenen einfachen und sanften Methoden allerdings genügen, um spürbare Verbesserungen und sogar die
eigene Gesundheit wieder zu erlangen.

## Wie verwendet man dieses Buch?

Am einfachsten gestaltet sich die Verwendung des Buches,
wenn Sie aus dem Inhaltsverzeichnis Patientenfälle heraus-
suchen, die einigen Ihrer derzeitigen Symptome entsprechen.
Lesen Sie daraufhin die Fälle der Reihe nach durch und befolgen Sie die darin enthaltenen Tipps.

Wenn eine Besserung ausbleibt, so bedeutet dies, dass mehr
Blockaden beseitigt werden müssen. Lesen Sie hierzu die
nächsten Fälle durch und beseitigen Sie die nächsten Blockaden, so weit Sie dazu in der Lage sind.
Die entsprechenden Anwendungen sind im Glossar ab Seite
221 detailliert beschrieben.

Ich wiederhole an dieser Stelle meine gewagte Behauptung:

> Entfernt man diese „Regulations- Blockade", so hat der Körper keine andere Wahl als gesund zu werden!

Merken Sie sich, dass solange Sie nicht gesund werden, Sie einfach die richtige Blockade, die die jetzige Verbesserung Ihres Zustandes verhindert, noch nicht gefunden haben.

## Praxis:

Da das vorliegende Buch gewissermaßen ein „praktisches Buch" sein soll, lassen Sie mich sogleich mit der Schilderung des ersten Patientenfalls beginnen, um Ihnen deutlich zu machen, was ich damit meine. Ich werde sodann versuchen meine „Theorie" nach und nach zu entwickeln und Ihnen näher zu bringen. Vielleicht ist es am zielführendsten, wenn der erste Fall von der Geschichte erzählt, wie ich überhaupt zu einer solchen – im ersten Augenblick ungeheuerlich anmutenden – Aussage komme: „Entfernt man diese „Regulations-Blockade", so hat der Körper keine andere Wahl als gesund zu werden!"

## Ausnahme:

Natürlich wird hier der gesunde Menschenverstand nicht ausgeschaltet: Es ist klar, dass mechanische Verletzungen oder angeborene Erkrankungen existieren und dass im Alter

gewisse regenerative Prozesse länger andauern. Nichtsdestotrotz sollten Sie sich davor hüten, Ihre Beschwerden als unheil-
bar zu kategorisieren, denn dies bildet – bewusst oder
unbewusst – genau die Erstblockade, die eine Regulation verhindert. Suchen Sie lieber aktiv nach der nächsten Blockade.
Ich habe schon Verbesserungen und sogar das Verschwinden
von Symptomen zu einem Zeitpunkt erlebt, als dies medizinisch
für ausgeschlossen gehalten wurde.

## Unerträgliche Schmerzen:

Ich befand mich vor einigen Jahren während der Weihnachts-
zeit im Urlaub in Südfrankreich und hatte dort auch das Neujahr
verbracht. Als ich mich eines Morgens an den Strand begab
und dort versuchte den schweren Betonblock für den Sonnen-
schirm zu bewegen, passierte es: Ich bekam einen schreckli-
chen Hexenschuss, wie ich ihn schon lange nicht mehr erlebt
hatte.

Eine solche Situation war mir nicht völlig unbekannt, hatte ich
doch schon 25 Jahre zuvor einige solcher schweren Anfälle
erlitten. Interessant war in diesem Zusammenhang, dass diese
immer in derselben Jahreszeit aufkamen, eine Tatsache, die
uns in konstitutioneller und diagnostischer Hinsicht wertvolle
Hinweise gibt. Als Folge war ich immer ein bis zwei Wochen
bettlägerig. Eine Aufnahme mit dem Kernspintomographen
hatte schlussendlich einen „Zwei-Etagen-Vorfall" zum Vorschein
gebracht (also Bandscheibe 3/4 wie auch 4/5 LWS).

Da saß ich also in Südfrankreich, einem Land, das mit natur-
heilkundlich arbeitenden Therapeuten und Chiropraktikern nicht
gerade gesegnet ist. Erschwerend kam hinzu, dass die

Schmerzen zunehmend unerträglich wurden, in dem Sinne, dass ich mich überhaupt nicht mehr bewegen konnte ohne gleichzeitig starke lanzinierende Schmerzen zu verspüren.

In anderen Worten: Jegliche Bewegung im Bett war nahezu unmöglich und jeder Gang zur Toilette gestaltete sich zu einem schmerzhaften Abenteuer, das buchstäblich Panikattacken in mir auslöste. Um dieser Situation eben auszuweichen, trank ich auch so wenig wie möglich (Selbstverständlich ist ein solches Verhalten gerade in dieser Situation eher kontraproduktiv).

## Selbsthilfe
Ich lag also verzweifelt da und überlegte unentwegt was ich an meinem desolaten Zustand ändern könnte. Nach einigem Hin- und Her Überlegen fiel mir dann ein, dass ich einen Diamond Shield Zapper IE, also einen Zapper mit Impuls- und Erdungs- funktion, dabei hatte. Es handelte sich genauer gesagt um einen Diamond Shield Professional, einen Zapper, den ich auch programmieren, d.h. jede erwünschte Frequenz mit einer einfa- chen Zehner-Tastatur produzieren, konnte. Glücklicherweise hatte ich es mir über die Jahre zur Gewohnheit werden lassen, niemals ohne ein solches Gerät zu verreisen, nicht zuletzt weil es mir in der Vergangenheit wiederholt gute Dienste geleistet hat. Dennoch bezweifelte ich, dass es mir in meiner aktuellen Situation wirklich helfen würde.

## Erinnerung aus Verzweiflung
Ich erinnerte mich dann auch daran, dass mir in einer sehr ähn- lichen Situation (auch wenn sie nicht ganz so schmerzhaft war) vor über 25 Jahren auf einem Seminar in Österreich eine sehr nette Kollegin, die offensichtlich die Akupunktmassage nach

Penzel auffallend gut beherrschte, Hilfe anbot. Ich willigte sogleich ein, da sich keiner der anderen „spezialisierten" Kollegen – selbst erfahrene Chiropraktiker – nicht an meinen Fall herantrauten.

Zu meiner Verwunderung fing meine Kollegin die Behandlung an, indem sie eine spezielle Elektrolytcreme auf all meine Narben auftrug und diese somit ausnahmslos entstörte. Danach führte sie ihre Behandlung nach eingehender Diagnose durch, indem sie sämtliche Meridiane des Körpers mit einem speziellen Stift streichelte. Ich ließ es geschehen, obwohl ich mir innerlich dachte: „Und diese Spielerei soll jetzt wirklich helfen?" Geplagt von solch unerträglichen Schmerzen war ich in meiner damaligen Situation einfach nur dankbar für jede mir entgegengebrachte Aufmerksamkeit.

Sicherlich können Sie sich meine Verblüffung vorstellen, als sie mich aufforderte, mich zu bewegen und ich augenblicklich bemerkte, dass meine Schmerzen um wenigstens 70 Prozent nachgelassen hatten. Die Verbesserung hielt sogar an, sodass ich wieder regulär am Seminar teilnehmen konnte!

## Zurück in die Gegenwart

Also… von diesem kleinen Exkurs wieder zurück nach Südfrankreich…. Ich überlegte mir, dass das **Diamond Shield Grundprogramm** letztendlich nichts anderes bewirkte, als alle Meridiane des Körpers in der richtigen Reihenfolge einmal durchzupusten, was vom Prinzip her nichts anderes darstellte als diese Akupunkt-Massage.

Ich konnte es mir ohnehin nicht leisten sehr wählerisch zu sein, da sowieso keine alternative Behandlungsmethode zur Verfügung stand. Somit führte ich also erst einmal das **Diamond Shield Grundprogramm** durch, woraufhin ich enttäuscht kaum eine Besserung meiner Schmerzen bemerken konnte.

Erst als mir auffiel, dass ich in meinem ganzen Schmerz die Verwendung des Erdungskabels vergessen hatte, ohne das die „Impuls Entladung" schließlich nicht zur Geltung kommt, wiederholte ich die Prozedur noch mal mit Erdung und bemerkte anschließend, dass es mir tatsächlich merklich – sagen wir vorsichtig um 20 Prozent – besser ging.

## Zur Erinnerung:

Die Impuls Entladung bedeutet lediglich, dass sich das Gerät alle paar Sekunden (Impuls) für den Bruchteil einer Sekunde ausschaltet, damit die „schädlichen" elektrischen Ladungen des Körpers in die Erde abfließen können. Diese Erkenntnis gehört innerhalb der Zapper-Therapie zu den wichtigsten der letzten Jahre und ist ursächlich für die unglaublichen Erfolge, die wir seitdem verzeichnen dürfen.

Jetzt erinnerte ich mich auch wieder daran, dass die Kollegin damals meine Narben entstört hatte. Leider hatte ich die spezielle ChipCard „BiBlo" (Biologische Blockaden – auf dieser ChipCard sind die Frequenzen für Geopathie, Elektrosmog, Radioaktivität, Lateralitätsstörung und Narbenentstörung enthalten), auf der die Narben-Programme enthalten sind, nicht dabei. (ChipCards enthalten die wichtigsten Frequenzen, die mit einem speziellen Thema zusammenhängen.)

## Narben-Entstörung

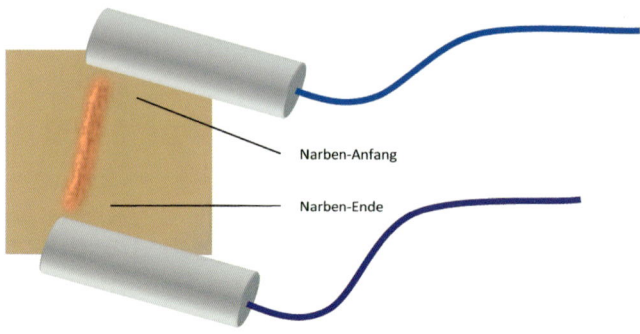

Narben-Anfang

Narben-Ende

Also rief ich in meiner Praxis in Deutschland an und ließ mir die notwendigen Frequenzen durchgeben. Ich ließ mir zudem die Frequenzen der Seiten-Lateralität (siehe Glossar)  und des Elektrosmogs, die ebenfalls auf dieser ChipCard BiBlo (Biologische Blockaden) gespeichert sind, übermitteln.

Schließlich war mir bewusst, dass die intensive Benutzung meines Handys gerade während der Urlaubszeit nicht ganz ohne Folgen bleiben konnte. Dementsprechend entstörte ich jetzt sorgfältig jede kleinste Narbe an meinem Körper (darunter fallen auch Impfnarben) und führte zusätzlich die Frequenzen für Elektrosmog und Lateralitätsstörung präventiv durch. Abschließend ließ ich dann noch einmal das **Diamond Shield Grundprogramm** ablaufen.

Nun war ein beträchtlicher Unterschied festzustellen: Von der anfänglichen 20 prozentigen Verbesserung konnte ich jetzt tatsächlich eine Verbesserung um 60 Prozent feststellen. Ermutigt durch dieses beeindruckende Ergebnis ließ ich das **Diamond Shield Grundprogramm** noch drei bis vier Mal durchlaufen. Im Anschluss daran achtete ich darauf, viel zu trinken und verblieb an der Erdung durch den Zapper angeschlossen, um 50 Minuten lang entladen zu werden. Ich konnte den Effekt der Anwendung kaum glauben und wurde sehr nachdenklich:

80 Prozent der akuten Schmerzen waren verschwunden und darüber hinaus hielt dieser Zustand auch noch am nächsten Tag an bzw. verbesserte sich sogar noch. Natürlich wiederholte ich die vollständige Anwendung an den beiden folgenden Tagen.

### Diskussion:

Nun, was ist hier passiert? In welchem Zusammenhang standen meine Energie-Meridiane, die an der Körperoberfläche flossen und meine tief sitzenden Schmerzen in den Bandscheiben? Der (dumme) wissenschaftlich denkende Teil meines Gehirns konnte damit nichts anfangen. War es also nur ein Zufall? Eine Ausnahme? Die Zukunft sollte mich eines Besseren belehren…..

Grundsätzlich konnte ich dieses Prinzip damals zum ersten Mal so klar und eindeutig für mich formulieren: „Der Körper will in die Regulation und Heilung zurück". Befreit man den Körper von den Blockaden, in diesem Fall den Narben (ebenfalls an der Oberfläche) und dem Elektrosmog, und verabreicht man allen Meridianen wieder den **Impuls** durchgeflutet zu werden und zu **entladen**, also: „**IE**", dann kann der Körper nicht anders in die Regulation zurück zu gehen!

Das energetische Meridian-System reguliert alle Funktionen: Es ernährt sie und transportiert alle schädlichen Energien wieder ab. Sobald dieses System frei funktionieren und miteinander kommunizieren kann, fängt der Körper an in die Gesundung zu gehen, wenn er nicht mehr blockiert wird!

**Fazit:**

Man sollte seine Narben regelmäßig zwei Mal pro Jahr prophylaktisch entstören (siehe hierzu das Glossar) sowie das **Diamond Shield Grundprogramm** mit Entladung und anschließender Erdung anwenden. Sollten sich innerhalb dieser Phase Symptome – ganz gleich welcher Art (oft unerwartete) – bessern, so muss die Anwendung dennoch länger durchgeführt werden.

## Erklärung zur Testung der chinesischen Elemente
(Wandlungsphasen)

In den folgenden Fällen wird des Öfteren die Rede von den chinesischen Elementen (Wandlungsphasen) sein. Seien Sie ganz unbesorgt: Sie müssen die zugrundeliegende Theorie nicht verstehen, um die in diesem Buch beschriebene Methode anzuwenden. In meiner Praxis verwende ich diese Diagnosemethode, um die Ursache einer Erkrankung schnell eruieren zu können.
Jedes Element ist wie eine Kommandozentrale, die 4 oder 5 Systeme reguliert und kontrolliert:

- Feuer reguliert: Herz, Kreislauf, Dünndarm, 3-facher Erwärmer
- Erde reguliert: Magen, Milz/Pankreas, Nervensystem, Stoffwechsel
- Metall reguliert: Dickdarm, Lunge, Bindegewebe, Haut
- Wasser reguliert: Niere, Blase, Allergie, Lymphe
- Holz reguliert: Leber, Galle, Fettstoffwechsel, Gelenke

Wenn ein Element blockiert ist, bedeutet das, dass mindestens eines seiner Systeme schwer blockiert ist.

In den Schemazeichnungen bedeutet ein Kreis um das Element, dass dieses Element blockiert ist.

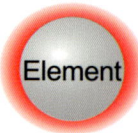

Ein roter Kreis symbolisiert einen Yang-Zustand: Eine Stauung, Entzündung, Allergie, Überschuss, Hyperaktivität, Wärme, einen akuten Zustand.

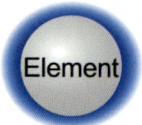

Ein blauer Kreis symbolisiert hingegen einen Yin-Zustand: Leere, Mangel, Kälte, Energiemangel, chronische alte Zustände.

Ein Pfeil bedeutet, dass das blockierte Element ein anderes blockiert. Ein Beispiel hierzu: Feuer ist blockiert und im Yang (zu viel) und stört Erde, das im Yin ist und zu wenig hat.

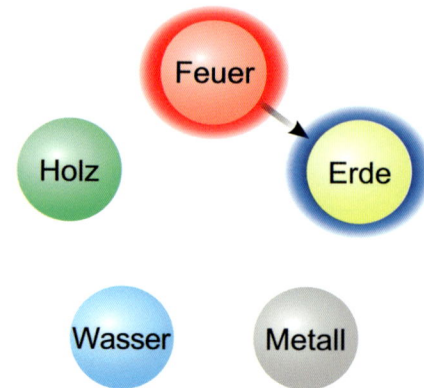

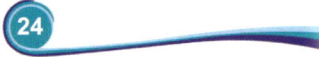

## 1.1    Leichte Symptome

**Geschichte:**

Frau S., eine Dame in ihren Vierzigern, kam eines Tages mit schlimmen Schmerzen an ihren Fingergelenken in die Praxis. Sie litt an diesen zunehmend starken Schmerzen seit drei Jahren und man konnte diese durchaus als rheumatisch bezeichnen. Eine zuvor erfolgte schuldmedizinische Untersuchung blieb jedoch ohne Befund, da ihre Werte im Allgemeinen in Ordnung waren.

Den Vorschlag eines Orthopäden, sie mit „Cortison" zu behandeln, lehnte sie kategorisch ab. Ihre Gelenke waren bereits leicht gerötet und man konnte zudem eine Schwellungstendenz erahnen. Frau S. sprach sehr viel und so notierte ich alles fleißig mit.

Während der Anamnese schwirrten mir schon ein Dutzend Ideen hinsichtlich der Diagnose durch den Kopf und ich war sehr gespannt was meine Testungen schließlich ergeben würden. Da ich in der Vergangenheit bereits zahlreiche Erfahrungen bei der Behandlung von Rheuma sammeln konnte und in meiner Praxis sehr gute Erfolge damit ver zeichnete, freute ich mich schon förmlich auf den Fall.

## Meine Elementen-Testung ergab folgendes:

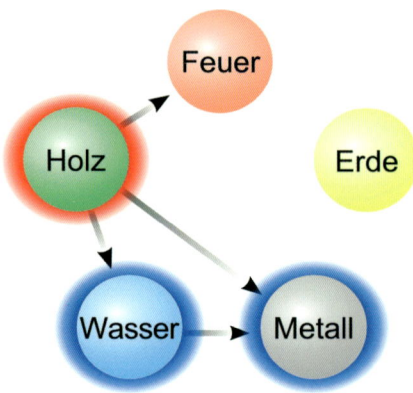

### Test Ergebnis Strategie

Die Beschwerden von Frau S. gingen somit alle vom Element Holz aus. Dieses Element zeigt warme und freundliche Menschen, die aber auch sehr zornig sein können, beziehungsweise führt der unterdrückte Zorn oftmals zu psychosomatischen Symptomen.

Die elektrischen Ladungen testeten auch sehr stark, sodass mir eine Idee kam: Ich wusste, dass Menschen, die zu Zornausbrüchen neigen oder unter unterdrücktem Zorn leiden, buchstäblich „ aufgeladen" sind.

Was würde also passieren, wenn Frau S. erst einmal entladen wird?

Ich ließ also das **Diamond Shield-Grundprogramm** durchlaufen und erdete sie anschließend so lange bis die elektrischen Ladungen nicht mehr testeten. Dies dauerte ca. 45 Minuten. Währenddessen ließen die Rötungen als auch die Schmerzen sichtlich nach.

Frau S. murmelte zwischendurch immer wieder: „Das gibt es nicht, das gibt's ja nicht..." Ich war selbst verblüfft und verzichtete absichtlich auf weitere Behandlungen, um zu sehen wie weit wir mit dieser Verfahrensweise kommen würden.

## Empfehlungen:

Frau S. sollte täglich mindestens einmal das **Diamond Shield-Grundprogramm** anwenden. Sie sollte anschließend immer mindestens 50 Minuten damit geerdet bleiben. Außerdem sollte sie ein striktes Schweinefleischverbot einhalten.

### Verordnungen:

Ich verordnete der Patientin folgende Präparate:

- Mannayan Vit C+ : 2x 1 Tabl. tägl.,
- Mannayan Vit D: 1x1 Tabl. tägl.,
- Mannayan Antioxi+: 1x 1 Tabl. tägl.,

um sämtliche Radikale aufzufangen.

## Ergebnisse:

Frau S. kam vier Wochen später ein letztes Mal in die Praxis, um sich bei mir zu bedanken. Sie berichtete, dass sie ihren Haushalt wieder beschwerdefrei führen konnte und tatsächlich sahen ihre Finger wieder ganz normal aus.

Es war offensichtlich wie durch diese Verbesserung eine riesengroße Last von ihr genommen wurde. Sie sollte diese einfache Behandlung mindestens noch zwei Monate lang durchführen und die verordneten Radikalfänger weiter einnehmen.

## Analyse:

Elektrische Ladungen verursachen eine Vielzahl von Radikalen. Diese sammeln sich im Körper an und benötigen wiederum viele Radikalfänger zur Ausleitung (wie z.B. Vitamin C und E, Selen, Betacarotin usw). Menschen, die viel Zorn empfinden bzw. unter unterdrücktem Zorn leiden, sind oftmals stark geladen. Das war auch im Fall von Frau S. die Grundlage ihrer ganzen Blockade!

Frau S. hatte eine gute Konstitution und führte eine vernünftige Lebensweise. Ihr Körper wollte zurück zur Regulation und Gesundheit. Die einzige Blockade waren in diesem Fall die elektrischen Ladungen, die in unserer modernen Zivilisation durch isolierte Böden und Schuhe leider nicht zu vermeiden sind. Mehr ist es in diesem Fall tatsächlich nicht gewesen.

## Fazit:

Alle Rheumatiker dieser Welt, führt eine Meridian-Ausregulierung mit dem **Diamond Shield-Grundprogramm** aus und erdet euch! Vielleicht gehört ihr auch zu jener Personengruppe, die letztlich nur entladen werden muss! Und bitte sagt es weiter!

Ich könnte noch über ein Dutzend solcher Fälle aus dem rheumatischen Formenkreis berichten, die ähnlich leicht und schnell verlaufen sind. Da dies natürlich nicht immer der Fall ist, schauen wir uns hier noch einige andere schwerwiegendere Fälle an.

Als nächstes möchte ich einen ähnlich gelagerten Fall schildern:

**Geschichte:**
Herr P. kam im vergangenen Dezember in meine Praxis. Er war ein rustikaler Mittfünfziger, der davon berichtete in seiner Jugend sehr sportlich gewesen zu sein. Vor ca. 10 Jahren hatte er jedoch Hüftschmerzen bekommen, die zu Beginn einseitig und später sogar an beiden Seiten auftraten. Da sich die Schmerzen meistens bei Bewegung und anderen Belastungen verschlechterten, konsultierte er oftmals einen Chiropraktiker, der ihm anfangs tatsächlich Erleichterung verschaffen konnte.
Im Laufe der Zeit kamen jedoch noch Schmerzen an  Schultern, Ellenbogen und der Halswirbelsäule hinzu, sodass Herr P. schlussendlich zu der Meinung gelangte, dass sich jedes einzelne seiner Gelenke „schwer" anfühle und sich dieser Zustand stets im Herbst verschlechtere.

Zur Linderung seiner Schmerzen hatte Herr P. schon einiges ausprobiert, jedoch hatte selbst eine Akupunkturbehandlung nur kurzfristige Erleichterung bringen können.

Seine Ernährungsweise erschien vernünftig, auch sein Stuhlverhalten war unauffällig. Nachdem er auch keine chemischen Zusätze zu sich nahm, war die Ursache für seine Beschwerden unklar. Die Tatsache, nicht mehr länger Fahrradfahren zu können und anderen Aktivitäten, die ihm seit seiner Jugend viel Spaß bereitet hatten, nicht mehr nachzugehen, stimmten ihn sehr traurig. Auch wenn das Ausmaß der Beschwerden nicht extrem stark war, so fühlte er sich durch die damit verbundenen Einschränkungen doch in seinem Lebensgefühl behindert.

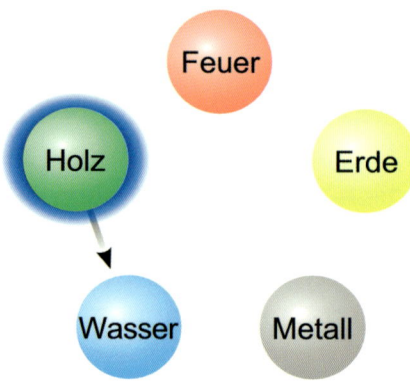

Auch hier ergab die Testung der Elemente nichts ungewöhnliches, er war offensichtlich frei von allergischen Reaktionen, auch eine autoaggressive Tendenz konnte ich nicht erkennen. Das Holzelement war blockiert und störte das Wasserelement, aber eine weitere Blockade bestand nicht. Der Gelenkmeridian innerhalb des Holzelements testete stark blockiert.

Bei der weiteren Testung der Gelenke fiel mir auf, dass zwar eine bakterielle und emotionale Belastung angezeigt  wurde, hier aber auch wieder die **elektrische Ladung** (siehe Glossar) das Maßgebliche war.

Ich führte wieder – wie üblich – die Regulierung der Meridiane mit dem **Diamond Shield-Grundprogramm** (siehe Glossar) durch, woraufhin sich bereits die meisten Meridiane normalisierten.

Es blieb lediglich ein leichter Zeigerabfall (Anzeichen einer Blockade) auf Niere und Blase bestehen. Daraufhin beschloss ich, dass sich eine ausschließliche und vollständige **Entladung** (siehe Glossar) von elektrischen Feldern durch Erdung sicherlich lohnen würde. Unglücklicherweise hatte neben den elektrischen Ladungen auch Elektrosmog (siehe Glossar) stark getestet.

Ich erklärte dem Patienten kurz, dass Elektrosmog erfahrungsgemäß im Zusammenhang mit dem Schlaf- oder Arbeitsplatz steht. Meistens führen Nachtlampen, Radiowecker, Handys und andere elektrische Geräte, als auch Steckdosen und elektrische Kabel in der Nähe des Schlafplatzes zu Belastungen der Gesundheit. Da Herr P. aus der Gegend von Dortmund kam, war es nicht möglich ihn öfters in die Praxis zu bestellen, also beschloss ich wie folgt vorzugehen: Ich begann erst einmal die emotionale Belastung und den Elektrosmog zu entladen, die Elemente auszugleichen und es mit dem **Diamond Shield-Grundprogramm** kombiniert mit Entladung und einer Schlafplatzsanierung (siehe Glossar) zu versuchen, da keine weiteren Hinweise verfügbar waren.

## Empfehlungen:
Ich empfahl also folgendes:

1. Den Schlafplatz zu sanieren und darüber hinaus
2. Auf seine Trinkgewohnheiten in Verbindung mit gutem reinen Wasser zu achten. Außerdem sollte er
3. Eine Entgiftung durchführen, damit sich seine Niere aktivieren würde, da schließlich auch das Wasserelement blockiert war.

**Verordnungen:**

Ich verordnete wieder

- Radikalfänger (siehe Glossar), Mannayan Antioxi+, 2x 1 Tabl. tägl.,
- das Nachtkerzenöl Mannayan Lino+, 2x 2 Kps. tägl., für die Entzündungsneigung der Gelenke,
- sowie Bromelain Mannayan Brom+, 2x 3 Tabl. tägl., als Entzündungshemmer.

## Verlauf:

Herr P. kam vier Wochen später wieder in die Sprechstunde. Er war soweit zufrieden, da sich seine Beschwerden – wie er sagte – um die Hälfte reduziert hatten. Dies war schon ein guter Anfang, dennoch war er noch unglücklich, weil die Schmerzen in der Hüfte ihn weiterhin daran hinderten sich sportlich zu betätigen. Dennoch war er froh, dass alle anderen Beschwerden sichtbar besser wurden. Die verordneten Programme hatte er natürlich etwas leichtfertig verfolgt (wie das Männer oft mit naturheilkundlichen Empfehlungen machen), d.h. er hat die Programme nur ab und zu angewendet. Was mir jedoch mehr Sorgen bereitete, war die Tatsache, dass er seine Entladungen durch Erdung nicht täglich durchgeführt hatte.

Obwohl der Patient alle verordneten Mittel während der ersten drei Wochen sehr gewissenhaft eingenommen hatte, wurde er nachlässig, als sich die Packung dem Ende zuneigte und er sie letztlich ganz absetzte. Erschwerend kam hinzu, dass der Patient bisher keine **Schlafplatzsanierung** durchgeführt hatte.

Dieses Verhalten war natürlich nicht im Sinne eines angestrebten Therapieerfolgs.

Ich erklärte ihm, dass

1.  die Präparate nicht abgesetzt werden dürften, bis wir die Entzündungsneigung besiegt hätten, und
2.  die tägliche Entladung ebenso von großer Bedeutung wäre, da sich ansonsten erneut Radikale (siehe Glossar) ansammeln würden,
3.  die Regulation der Meridiane täglich durchgeführt werden müsse, bis die Beschwerden verschwinden,
4.  die Schlafplatz-Sanierung für eine Besserung unverzichtbar wäre.

Vier Wochen später kam er erneut in die Praxis. Die Beschwerden hatten sich weiterhin um gut 50% gebessert, aber dennoch zeichnete sich noch keine endgültige Beschwerdefreiheit ab. Er hatte die verordneten Mittel diesmal gewissenhaft und durchgehend eingenommen und selbst seine Trinkgewohnheiten hatte er geändert. Wie sich indessen bei meinen Testungen herausstellte, waren die elektrische Ladung (siehe Glossar) sowie der Elektrosmog (siehe Glossar) trotz täglicher Entladung mit dem Diamond Shield Zapper IE immer noch zu hoch. Das verwunderte mich, sodass ich abermals nachhakte, ob der Patient seinen Schlafplatz saniert habe, was er natürlich immer noch versäumt hatte.

Daraufhin beschloss ich ein Experiment durchzuführen: Ich erdete ihn in der Praxis, führte mit dem **Diamond Shield-Grundprogramm** alle Meridiane wieder in die Regulation und erdete ihn dann erneut so lange, bis die elektrischen Ladungen komplett ausgeleitet waren. Den Elektrosmog leitete ich ebenfalls aus.

Dazu sollte man folgendes wissen: Wenn wir eine Belastung komplett ausleiten, dann bleibt sie nur solange ausgeleitet, bis man sich nicht wieder der gleichen Belastung aussetzt.

Anschließend forderte ich den Patienten auf, sich in der Praxis zu bewegen. Als er aufstand und sich etwas hin und her bewegte, **verspürte er anfänglich gar keine Schmerzen mehr**. Zwar kamen leichte Schmerzen wieder auf als er eine kleine Hockgymnastik ausführte, dennoch **hatte sich sein Zustand wirklich gebessert**. Das beeindruckte ihn sehr und er versprach mir diesmal, sich wirklich um die Sanierung seines Schlafplatzes zu kümmern.

Vier Wochen später kam der Patient erneut in die Praxis und lächelte mich schon im Warteraum an, wodurch ich wusste, dass er mit Sicherheit nicht unzufrieden war. Es sprudelte förmlich aus ihm heraus, sobald er sich hingesetzt hatte: Er berichtete, dass er seinen Radiowecker und seine Nachttischlampe einfach vom Bett weg gestellt, sein Handy ausgeschaltet und ebenfalls aus dem Zimmer entfernt hatte, als auch seine Steckdosenleiste, deren Leitung unterm Bett im Kopfbereich entlang verlief. Seitdem hatte er nicht nur das Gefühl deutlich besser zu schlafen, seine Beschwerden hatten sich um weitere 25 bis 30% verbessert. Es blieben somit gerade einmal 10 bis 15% Beschwerden übrig. Aus diesem Grund führte ich die Programme weiterhin durch und empfahl ihm zusätzlich die verordneten Mittel unbedingt weiter einzunehmen, unter Umständen auch ein Magnesiumpräparat, um seine Muskulatur zu lockern.

Als er nach weiteren vier Wochen noch einmal zu mir kam, waren seine Beschwerden so weit zurückgegangen, dass er sich wieder normal betätigen konnte und mehr als glücklich war über seine wiedergewonnene Lebensfreude. Auch wenn eine leichte Schwäche in den Gelenken zurückblieb, so hatte er doch seine Lektion gelernt und führte seine **Entladungen** und **Programme** pflichtbewusst durch. Obwohl er inzwischen die **Diamond Shield-Programme** nicht mehr täglich machen musste (ca. 2x wöchentlich reichte aus), hielt die Verbesserung trotzdem an.

## Analyse:

Dieser Fall zeigt sehr schön, dass die Entladung durch Erdung und die dadurch entstehenden Radikale, oft eine ganz wesentliche Rolle bei rheumatischen Beschwerden spielen. Manchmal reichen Entladungen – so gut sie auch sind – bei einigen Patienten nicht aus, vor allem wenn sie ständig einer andauernden Belastung, wie z.B. Elektrosmog und Wechselstromfeldern am Schlaf- oder Arbeitsplatz ausgesetzt sind.

Am besten empfiehlt es sich natürlich, nachts einen Netzfreischalter (siehe Glossar) einzurichten. Dies ist allerdings nur möglich, wenn Kühlschrank und andere empfindliche Systeme nicht an den Schlafzimmer-Stromkreis angeschlossen sind. Dieser Fall zeigt auch, dass eine Verbesserung der Symptome sehr einfach zu bewerkstelligen ist, da der Körper eine Heilung anstrebt und das Regulationssystem der Meridiane dazu durchaus in der Lage ist. Allerdings reichte es in diesem Fall nicht aus die elektrische Ladung zu entladen, sondern es mussten darüber hinaus die Voraussetzungen für eine erholsame Nachtruhe frei von jeglichen elektrischen Ladungen hergestellt werden. Auch hier zeigt sich, dass ein systematisches und konsequentes Vorgehen meistens zum Erfolg führt.

## Fazit bei rheumatischen Beschwerden

- Meridiane ausgleichen mit dem **Diamond Shield-Grundprogramm**,
- Erdung,
- Schlafplatzsanierung,
- genügend reines Wasser trinken,
- Einnahme von Antioxidantien, Nachtkerzenöl, Bromelain und Magnesium.

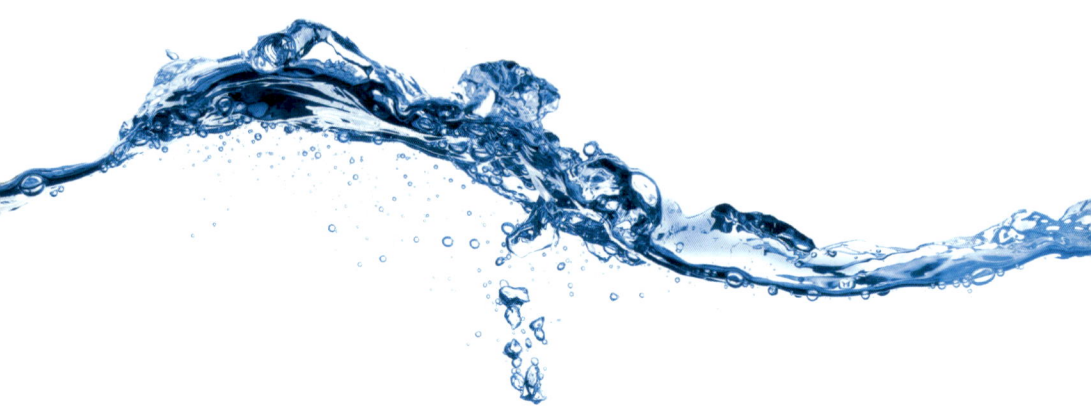

**Geschichte:**

Frau M., 44 Jahre alt, kam mit folgenden Symptomen zu uns in die Sprechstunde: Seit geraumer Zeit schmerzten ihre Muskeln, vor allem an Oberarm, Schultern, Ellbogen und im Hüftbereich. Sie hatte Schwierigkeiten die Schmerzen zu beschreiben, da sich die damit verbundenen Beschwerden ständig abwechselten. Außerdem hatte sie den Eindruck, dass das betroffene Gewebe wärmer war, obwohl man dies nicht wirklich feststellen konnte.

Sie hatte diese Beschwerden schon seit weit über zehn Jahren. Ein Kollege aus dem naturkundlichen Bereich hatte ihr bereits eine Zahnsanierung empfohlen, woraufhin sie das gesamte Amalgam in ihrem Mund entfernen und ausleiten ließ. Dieses Vorgehen hatte anfänglich durchaus eine leichte Besserung bewirkt, allerdings kamen ihre Beschwerden nach einiger Zeit wieder zurück. Bei der Patientin handelte es sich um eine nette aufgeschlossene Frau, die von sich selbst sagte, dass sie so gerne so vieles anpacken würde, sich dafür jedoch körperlich zu zerbrechlich fühle.

Aus diesem Grund müsse sie sich ständig zurück halten und sich selbst zur Ruhe ermahnen, auch wenn bestimmte Bereiche selbst dann noch schmerzhaft blieben. Frau M. arbeitete im Büro ihres Mannes, mit dem sie auch drei Kinder hatte. Ich konnte erahnen, dass sie sehr ordentlich und ehrgeizig war und somit bestrebt war, alles sehr korrekt zu machen. Es fiel ihr schwer, sich selbst und ihrem Mann die Beschwerden einzugestehen, was sie natürlich ständig einem inneren Stress aussetzte. Schließlich versuchte sie das Ganze zu kompensieren. Nachdem jedoch ihr rechter Arm inzwischen chronisch so stark schmerzte, dass ihr der Umgang mit der Computermaus zunehmend schwerfiel und ein längeres Arbeiten am PC kaum mehr möglich war, kam sie schließlich doch zu mir.

Sie war sehr sympathisch und ich hatte wirklich das Bedürfnis, ihr schnellstmöglich zu helfen.

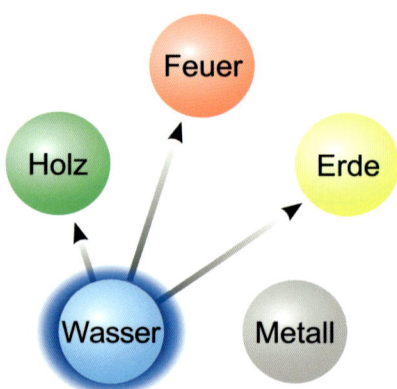

Die Testung ergab diesmal etwas sehr Interessantes, nämlich dass das Wasserelement mit Nieren- und Allergie-Meridian blockiert war und Erde-, Holz- und Feuerelement blockierte. Dies ließ die Vermutung aufkommen, dass die Ursache für ihre Beschwerden durchaus in einer Erschöpfung der Vitalkräfte liegen könnte. Das Wasserelement steht für die angeborene Vitalität des Menschen. Wenn es also blockiert ist, ist die Vitalität oft erschöpft.

Das Wasserelement ging auf Holz, nämlich auf die Gelenke, und es ging auf Metall, d.h. auf das Bindegewebe. Man hätte annehmen können, dass es sich auch um eine Mangelausscheidung, eine Retention von Giften in den Nieren handeln könnte – da war ich mir noch nicht ganz sicher. Auch ob es sich um eine Allergie, d.h. eine allergische Reaktion im Bindegewebe handelte, blieb für mich noch zu klären.

Als ich dann weiter das innere Milieu testete, zeigte sich indessen etwas anderes, nämlich dass die Nieren eine parasitäre Belastung aufwiesen. Diese lag im Bereich der Nematoden (siehe Glossar) und tatsächlich testete ich Ascaris, also Spulwürmer, Trichinen und Kindermadenwürmer auf dem Nierenmeridian. Eine gewisse Allergie testete auch, wobei es sich klassischerweise um eine Salicylsäureallergie (z.B. Aspirin) handelte. Bei der Anamnese hatte Frau M. gelegentlich auftretende Kopfschmerzen angegeben, woraufhin ich sie – wie alle meine Patienten – fragte, ob sie Schmerzmittel oder anderweitige Chemikalien einnehmen würde. Zuerst verneinte sie dies, um dann doch zuzugeben, dass sie ab und zu eine Aspirin einnehmen würde. Allmählich offenbarte sich mir ein Bild: Die Salicylsäureallergie (Aspirin) war ein Auslöser in Zusammenhang mit Parasiten, was wir sehr oft mit Rheuma in Zusammenhang mit Unverträglichkeiten von Schweinefleisch antreffen.

Da auch die elektrischen Ladungen als auch eine emotionale Blockade sehr stark testeten, fiel mir die Entscheidung für folgende Strategie sehr einfach: Eine Regulation der Elemente, eine Behandlung der Parasiten, eine Ausleitung der elektrischen Ladung, eine Regulation der Meridiane sowie ein Verzicht von Schweinefleisch (siehe Glossar) und Aspirin. Nachdem ich mit der Patientin die Ergebnisse besprochen hatte, fingen wir gleich mit der Therapie an.

## Empfehlung

- Die Parasitenkur für Nematoden, also die Papainkur (siehe Glossar) an zwei Tagen pro Woche durchzuführen,
- eine strikte Schweinefleischkarenz einzuhalten,
- ihre Trinkgewohnheiten gut zu überprüfen,
- aufkommende Kopfschmerzen entweder auszuhalten oder diese mit einem natürlichen Präparat zu behandeln, z.B. Condura, bei einem Anfall alle 10 Minuten 5 Tropfen,
- dass eine Entsäuerung stattfinden musste. Das bedeutete, dass ich ihr Vegimanna (siehe Glossar) verschrieb (2x 1/2 Teelöffel tägl.).

## Verlauf:

Dieser Fall ist absolut erstaunlich gut verlaufen. Schon beim nächsten Termin vier Wochen später hatten sich fast alle Beschwerden weitgehend gelegt.

Die Patientin hatte alle Schritte ihrer Therapie sehr gewissenhaft durchgeführt:

- die Überprüfung ihrer Trinkgewohnheiten,
- die Entsäuerung mit Vegimanna (siehe Glossar) und
- die Papainkur (siehe Glossar) zwei Tage in der Woche.
- Außerdem führte sie eine tägliche Regulation mit dem **Diamond Shield-Grundprogramm**
- sowie eine 50-minütige Entladung
- und die Anwendung der Rheuma-ChipCard dreimal pro Woche durch.

Dies war wichtig, da auf der Rheuma-ChipCard genau jene Frequenzen bzw. Gegenfrequenzen der Trichinen gespeichert sind, die eine Störung hervorgerufen haben. Da die Patientin ihren Diamond Shield Zapper regelmäßig nutzte, sah ich Sie lediglich alle 4-6 Wochen in meiner Praxis. Ich betonte bei unserem Wiedersehen dennoch immer wieder, dass dieses „Programm" 6-8 Monate weitergeführt werden musste, da die Parasiten so hartnäckig sein können.

## Analyse:

Parasiten, vor allem Trichinen, sind ein Klassiker bei den Ursachen rheumatischer Beschwerden, sodass eine Parasiten- und Reinigungskur auf jeden Fall durchgeführt werden sollte. Da die Nierenfunktion immer angeregt werden muss, sollte man unbedingt auf seine Trinkgewohnheiten (siehe Glossar) achten. Auch ein Schweinefleischverbot (siehe Glossar), das in meiner Praxis für alle meine Patienten Gang und gäbe ist, sollte eingehalten werden. Natürlich müssen hierauf alle Rheuma- und Gichtpatienten ganz besonders achten, und es darf wirklich zu **keinerlei Ausnahme kommen.**

Eine klassische Entsäuerung, wie wir sie kennen, ist ebenfalls sehr angeraten. Hier hat sich die regelmäßige Einnahme des Ergänzungsmittels Vegimanna (siehe Glossar) als ausreichend erwiesen. Im beschriebenen Fall ging es um eine Hausfrau, deren Kost vernünftig und biologisch orientiert war. Deswegen waren hier keine stärkeren Entsäuerungsmaßnahmen wie z.B. Alkohol-, Kaffee-, Zucker- und Weißmehlverzicht vonnöten, was aber in anderen Fällen durchaus manchmal erforderlich sein kann. Auch hier kann man abschließend sagen, dass ein so schwerwiegendes Symptom – wie das rheumatische Geschehen – manchmal sehr einfach zu lösen ist: Nämlich durch eine Regulation der Meridiane, eine Entladung, einer Umstellung der Trinkgewohnheiten, einem Schweinefleischverzicht sowie einer Entsäuerung mit Vegimanna sowie einer Parasitenreinigung. Mehr ist für eine Gesundung oftmals gar nicht notwendig.

**Zusammenfassung bei rheumatischen Beschwerden:**
- Meridiane regulieren mit dem **Diamond Shield-Grundprogramm,**
- Einnahme von Vegimanna (2x 1/2 Teelöffel tägl.),
- Ausreichendes Trinken von reinem Wasser,
- Durchführung einer Parasitenkur,
- Erdung,
- Strikter Schweinefleischverzicht.

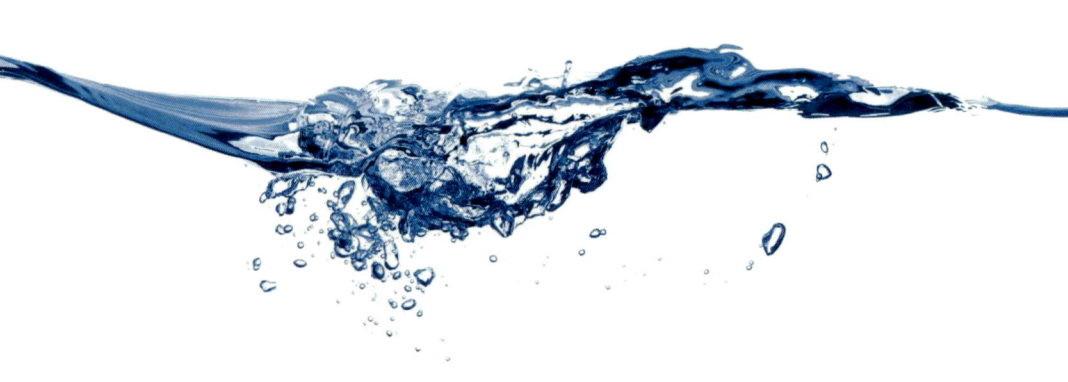

## 1.4    Sehr starke Symptome

**Geschichte:**

Frau D., 67 Jahre alt, kam zu mir in die Praxis und zeigte nicht nur alle klassischen Symptome einer rheumatischen Erkrankung, sie wurde darüber hinaus auch mit verschiedenen Rheumafaktoren diagnostiziert. Ihre Beschwerden hatten schon während der Pubertät schleichend angefangen, sodass sie sich bereits in der Vergangenheit einer Cortisontherapie unterziehen musste. Erschwerend kam hinzu, dass sie auch Allergikerin war. Wie sie selbst erzählte, hatte sie in ihrer Verzweiflung schon alles ausprobiert, was es auf dem Markt an Mittelchen gab. Sie kam mit einer Tüte voller verschiedener naturheilkundlicher Präparate, die sie mir auf den Tisch legte, damit ich sie „testen" sollte. Das lehnte ich jedoch ab, da ich mich in solchen Fällen ungern zum Tester degradieren lasse. Ich möchte erst einmal den Fall verstehen, wissen um was es geht und eine eigene ganzheitliche Strategie entwickeln und erst dann dem Patienten überlassen, was er tatsächlich machen möchte.

Frau D. war eine Geschäftsfrau und hatte es trotz ihrer Beschwerden geschafft, mehrere Boutiquen zu führen, auch wenn sie dies nur vom Büro aus bewerkstelligen konnte, da jeglicher Stress bei ihr eine Verschlechterung der Symptome verursachte. Glücklicherweise hatte sie einige Zahnsanierungen durchführen lassen, sodass ich einen bakteriell streuenden Zahnherd als Ursache für das Rheuma ausschließen konnte. Frau D. wirkte sehr intelligent, aber auch etwas bestimmend, sodass es nicht ganz einfach war sie von ihren festen Überzeugungen hinsichtlich des Therapieablaufs abzubringen. Als ich dann allerdings anfing zu testen, und sie sah, wie systematisch ich dabei vorging, beruhigte sie sich und zeigte schließlich reges Interesse an meinen Ergebnissen.

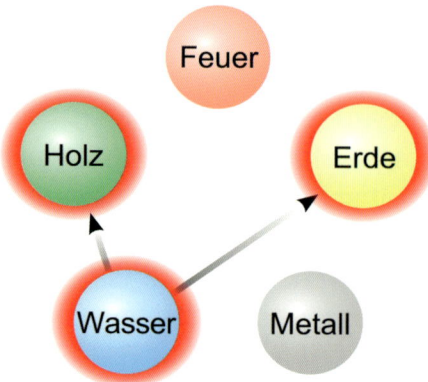

Bei Frau D. war es so, dass sich drei von fünf Elementen in einem Yang-Zustand, also einem übererregten Zustand, befanden. Die Störungen gingen wieder einmal vom Wasser aus, blockierten dann aber Erde und schlussendlich Holz, es zeigte sich hier eine Überreaktion, eine Überaktivität. Das Ganze schien diesmal allerdings vom Immunsystem auszuge-hen.

Interessant dabei war, dass ich
- eine rechtsdrehende Benker-Belastung (siehe Glossar) feststellen konnte, die eine Übererregbarkeitstendenz ver-stärken würde. Ich wusste also, dass eine Schlafplatz-sanierung für eine Besserung der Beschwerden unbedingt erforderlich sein würde.
- Außerdem waren sowohl Elektrosmog als auch elektrische Ladungen zu testen
- und die emotionale Blockade hat natürlich auch nicht gefehlt.

- Ferner waren auch Allergien auf Schweinefleisch und Säuren wie Harn- und Phosphorsäure zu testen,
- sowie eine Parasitenbelastung durch Nematoden.
- Erfreulicherweise war keine bakterielle oder sonstige Belastungen zu testen, was den Verlauf zusätzlich erheblich erschwert hätte.

Als Geschäftsfrau hatte Frau D. wenig Zeit, um in die Sprechstunde zu kommen. Außerdem kam sie aus Ulm und konnte allein deshalb nicht ständig in die Praxis fahren. Also beschloss ich auch in diesem Fall, eine Besserung über die Diamond-Shield-Zapperanwendung zu versuchen.

Die Strategie lautete also,
- die Elemente zu beruhigen,
- eine Entsäuerung
- sowie eine parasitäre Reinigung durchzuführen
- und darüber hinaus eine Entladung
- sowie eine Schlafplatzsanierung.

## Empfehlung:

Ich erklärte ihr das gesamte Vorgehen detailliert und empfahl ihr folgendes:

- die Meridianregulation mit dem Diamond Shield-Grundprogramm täglich durchzuführen und zusätzlich 50 Min zu entladen,
- eine Nachtfreischaltungsanlage in ihrem Schlafzimmer zu installieren, um nachts Ruhe zu finden,
- einen Rutengänger kommen zu lassen, um den Schlafplatz wegen der Rechtsdrehung austesten zu lassen,

- eine sehr strikte Schweinefleischkarenz einzuhalten
- und auch eine intensive Entsäuerung mit Vegimanna und dem Mineralsalz / Dermavit durchzuführen,
- den Zuckerkonsum etwas zu reduzieren (sie gab zu, dass sie ab und zu gerne naschte, vor allem wenn sie müde war),
- sowie den Genuss von Kaffee (wir einigten uns auf zwei Espressos pro Tag),
- ihre Trinkgewohnheiten (siehe Glossar) genauestens zu überprüfen (erst beteuerte sie, dass sie selbstverständlich genügend trinken würde, bei genauer Nachfrage stellte sich jedoch heraus, dass die tägliche Flüssigkeitsaufnahme doch zu gering war, wie das oft bei Frauen der Fall ist).
- Weil sie nicht so oft in die Praxis kommen konnte, empfahl ich ihr noch zusätzlich die Elementenchipcard Wasser Dämpfung zweimal die Woche anzuwenden.
Die Elementenchipcards sind in Yin und Yang aufgeteilt und können sehr nützlich sein, um schnell eine Situation zu beruhigen.
(siehe hierzu das Glossar am Ende des Buches)

## Verlauf:

Tüchtig wie sie war, hat Frau D. das ganze Therapieprogramm sehr schnell in die Tat umgesetzt und war – was ihre Symptome angeht – sehr erfolgreich, da alle rheumatischen Beschwerden an den Muskeln und Gelenken in dieser Zeit verschwunden sind. Ich muss hier betonen, dass sie zwar nur alle sechs bis acht Wochen zu mir kam, jedoch in der Anwendung der von mir verordneten Therapie sehr konsequent war. Die Behandlung ihrer Allergien, die eigentlich nicht zum rheumatischen Geschehen gehörten, gestaltete sich etwas langwieriger:

Sie besserten sich zwar in den ersten sechs Monaten, dennoch mussten sie noch ein halbes Jahr lang weiterbehandelt werden, bis sich auch diese zu unserer Zufriedenheit entwickelten.

## Analyse:

Auch dieser Fall kann als sehr erfolgreich bezeichnet werden, gerade auch wegen der tollen Mitarbeit der Patientin. Hier hat sich eindeutig gezeigt, dass die Elementenchipcards bei der Behandlung sehr effektiv sind. Die verwendeten Mikroströme (siehe Glossar) sind Ströme unter 1 Volt, meist 0,3 - 0,5 Volt, d.h. sie sind also sehr sanft. Diese neue Technologie, die in dem neuen Zapper Diamond Shield IE enthalten ist, stellt ein sehr nützliches Hilfsmittel dar, um effektiv und gezielt energetische Situationen, Meridiane und Organe zu regulieren. Im Rahmen der Anwendung, zeigte sich, dass bereits nach zwei Terminen alle Elemente frei waren, was sehr erstaunlich ist, da eine Elementtherapie im Allgemeinen bei wöchentlicher Behandlung länger angewendet werden muss.

## Fazit:

Hiermit zeigt sich, dass ein Ansatz zur Selbsthilfe nicht kompliziert sein muss, wenn er konsequent durchgeführt wird. Mit ganz wenigen Schritten kann ein Leiden, das schon seit der Pubertät besteht, so weit gedämpft werden, dass es für den Betroffenen unauffällig wird. Natürlich wird eine solche rheumatische Konstitution stets ein gesundheitlicher Schwachpunkt bleiben, aber dies ist insofern nicht mehr von so großer Bedeutung als die Beschwerdefreiheit doch gegeben ist.

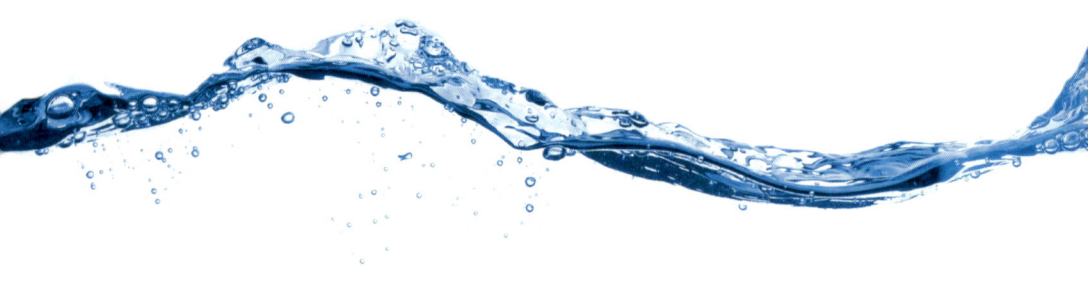

## 1.5　Hochgradige Symptome

**Geschichte:**

Frau Z. kam zu uns in die Praxis, da sie seit Jahren andauernde chronisch verlaufende Gelenk- und Muskelschmerzen hatte. Sie litt überdies unter Stuhlunregelmäßigkeiten, d.h. sie hatte selten täglichen Stuhlgang, was sie sehr störte. Außerdem hatte sie unreine Haut und Kopfschmerzen, die ihr mindestens einmal pro Woche zu schaffen machten. Die Schmerzen hatte sie eigentlich schon seit ihrer Jugend, richtig schlimm wurden sie allerdings erst, als sie vor fünf Jahren aufgrund einer Lungenentzündung Antibiotika einnehmen musste. Sowohl ihre Haut als auch ihre Gelenkschmerzen verschlechterten sich daraufhin auffallend. In letzter Zeit gelang ihr vor allem durch die Dauer der Erkrankung immer weniger, ihre Schmerzen zu überspielen und auch ihr sonst robuster Körperbau litt zusehends unter den Symptomen.

Die Elemententestung ergab hier auch wieder, dass die Elemente Holz und Wasser komplett blockiert waren.

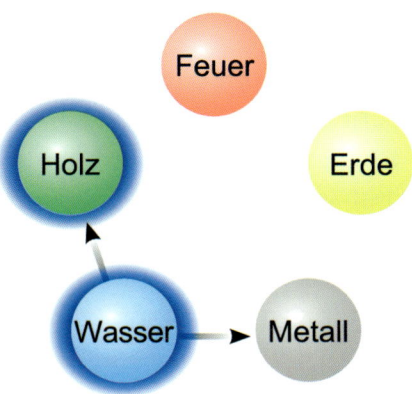

Anschließend testete ich das Innere Milieu und stellte fest, dass hier neben den üblichen Umweltgiften und elektrischen Ladungen eine extreme Übersäuerung testete, sowie Methylalkohol, d.h. Gärungsalkohol im Darm.

Die erforderliche Strategie war für mich augenblicklich klar: Es sollte wieder das übliche Meridianregulationsprogramm **Diamond Shield** mit **Entladung** durchgeführt werden, um die Patientin von den Radikalfängern zu entladen. Allerdings erschienen mir hier eine zusätzliche Darmsanierung und eine Entsäuerung dringend notwendig. Auch auf der Energieebene testeten hier verschiedene Blockaden, sodass wir gleich von vorne herein die Narben austesteten, und sie sofort in der Praxis in Ordnung brachten.

Sie bekam den BiBlo-ChipCard mit nach Hause und wurde von mir angewiesen, die Narbenentstörung (siehe Glossar) ein bis zweimal wöchentlich durchzuführen, sowie die Lateralitätsstörung und den Elektrosmog. Außerdem bat ich die Patientin, ihren Schlafplatz von jeglichen elektrischen Geräten zu befreien und empfahl ihr in diesem Fall zusätzlich eine strikte Zucker-, Weißmehl-, Kaffee- und Teekarenz, sehr ähnlich einer Candidadiät.

Natürlich war auch eine Candidabelastung festzustellen, die ich jedoch erst einmal nicht behandeln wollte, da sie ja weit entfernt wohnte und somit nicht zur regelmäßigen Kontrolle erscheinen konnte. Hier wurde nicht gekleckert, das bedeutet, sie bekam auch Elementen-ChipCards verordnet, mit der Anweisung, sie mindestens zweimal die Woche anzuwenden. Außerdem empfahl ich ihr, mindestens zweimal die Woche starke Basenbäder für die Haut anzuwenden.

**Verordnung:**

Zusammenfassend wurde der Patientin folgendes verordnet:

- Die tägliche Anwendung des Diamond Shield- Grund-programms, natürlich mit der Impulsentladung und anschließender 50-minütiger Erdung,
- die Basenbäder,
- und Vegimanna, 1x1 Teelöffel tägl. in lauwarmem Wasser,
- sowie das Mineralsalz / Dermavit zur Entsäuerung, 1 - 2x tägl. 1 Msp. in Wasser
- Bitterstern, 2x 8 Tropfen tägl., um die Umweltgifte auszuleiten,
- Mannayan Flor+, 2x 1Kapsel tägl. und
- Mannayan Cand+, ebenfalls 2x 1Kapsel tgl., sowie das
- Mannayan PABA+ 1x 1 Tablette am Morgen zur Stuhl-regulierung und Darmsanierung.

**Verlauf:**

Sie kam alle vier Wochen in die Praxis, um nachgetestet zu werden. Die Elemente waren durch die Anwendung zuhause schnell frei geworden und sie fühlte sich fitter und besser. Dies war vor allem auf das Nachlassen ihrer Schmerzen zurückzu-führen, vor allem der Kopfschmerzen. Zwar war ihr Stuhl nach wie vor noch nicht völlig regelmäßig, aber dessen ungeachtet war eine deutliche Besserung ihres Befindens festzustellen, so dass sie eigentlich schon ganz zufrieden war. Die Nachtestung ergab dennoch, dass die Übersäuerung und der Gärungsalkohol noch sehr hoch waren, d.h. nur ca. 20% nachgelassen hatten. Ich konnte aus den Worten der Patientin entnehmen, dass sie die verordnete Diät nicht ganz konsequent durchgeführt hatte, wie ich es ihr angeraten hatte. Wie so oft bei Fällen wie diesen, gehen Patienten irrtümlicherweise davon aus, dass kleine Ausnahmen nicht so dramatisch seien und somit beispielsweise ein Gläschen Wein oder der Verzehr von Schweinefleisch ab und zu erlaubt seien. Ich kann jedoch immer nur wieder betonen und die Patienten ermahnen, gerade in Zusammenhang mit Rheuma und Übersäuerung gänzlich auf Schweinefleisch und Alkohol zu verzichten.

Vier Wochen später waren die Testergebnisse der Patientin erwartungsgemäß besser und stabil, was sie auch selbst verspürte. Zu meiner Überraschung hatte die Patientin allerdings ihre Darmflorapräparate nicht mehr weiter eingenommen, nachdem die Packung aufgebraucht war. Dies ist ein Patientenverhalten, mit dem wir Heilpraktiker es oft zu tun haben. Selbstverständlich muss der Patient seine Präparate selbstständig weiter einnehmen, bis die Belastungen nicht mehr testen. Schließlich handelt es sich bei den verschriebenen Mitteln nicht um eine Ein-Packungs-Kur, sondern um eine Verordnung, bei der die Mittel solange eingenommen werden müssen, bis eine Genesung eingetreten ist. Verglichen mit der Schulmedizin, in der Arzneimittel oftmals ein Leben lang eingenommen werden müssen, ist der Behandlungszeitraum in unserem Fall überschaubarer. Ich ließ die Patientin die Darmflorapräparate dementsprechend weiter einnehmen.

Vier Wochen später kam sie wieder zu mir in die Praxis. Sie war etwas unzufrieden, weil ihre Beschwerden wieder stärker geworden waren, obwohl sie sich diesmal an alle Anweisungen gehalten hatte. Dies überraschte mich sehr, allerdings zeigte ein genaues Nachtesten, dass das Wasserelement wieder blockiert war, d.h. dass die Niere nicht ausreichend funktionstüchtig war. Sie gab sodann zu, meine Anweisung zwei Liter am Tag zu trinken, etwas vernachlässigt zu haben. Gleichzeitig stellte ich fest, dass ich ein Problem bislang übersehen hatte: In der Inneren Milieu Testung hatten die Aldehyde stark getestet, was auf eine parasitäre Belastung, vor allem auf Trichinen, Ascaris und Kindermadenwürmer hindeutete. Ich testete einige dieser Belastungen sowohl auf der Niere als auch auf dem Lymphsystem. Dieses Ergebnis konnte die beschriebene Verschlechterung durchaus erklären. Folgerichtig verordnete ich der Patientin eine Parasitenkur als Behandlungsmaßnahme. Sie musste ebenso den Rheumachip, der die Information der Trichinen enthält, täglich anwenden sowie die Papainkur beim ersten Mal vier Tage lang und dann wöchentlich zwei Tage hintereinander durchführen (siehe Glossar).

Die Patientin kam vier Wochen später noch einmal zu mir und diesmal ging es ihr wirklich besser. Sie war eigentlich sehr zufrieden, obwohl die Beschwerden noch nicht völlig verschwunden waren. In diesem Fall mussten wir uns einfach etwas gedulden, um eine komplette Beschwerdefreiheit zu erreichen, da die Parasiten sehr hartnäckig waren und nach wie vor testeten. Also kam sie die nächsten vier Monate regelmäßig zu mir, führte die Parasitenkur ohne Unterbrechung durch, bis die Parasiten vollständig verschwunden waren und die Übersäuerung überhaupt nicht mehr testete. Am Ende der Behandlung konnte ich eine sehr zufriedene Patientin aus meiner Praxis entlassen, die lediglich konstitutionell bedingte minimale Beschwerden hatte.

## Ergebnis:

Nachdem wir also alle Blockaden aufgelöst hatten, konnten wir auch hier wieder eine Beschwerdefreiheit erreichen. Es darf nicht unerwähnt bleiben, dass die Patientin den Darmfloraaufbau noch weitere vier Monate selbstständig durchführen musste. Die Behandlungsdauer wird oft unterschätzt und in einigen Fällen kann sie nun mal etwas länger dauern. Zusätzlich musste sie ihre Entsäuerungsmaßnahmen ohne die strikte Diät weiterführen. Auch hier muss man bedenken, dass eine vorhandene konstitutionelle Schwäche, eine sogenannte Harnsäurediatese, d.h. die Neigung zur Ansammlung von Harnsäure in Leber und Niere, ein Leben lang bestehen bleibt und die Regulation somit immer wieder stören kann.

Ich empfahl der Patientin deshalb, die durch die Diät gewonnenen guten Gewohnheiten, unbedingt beizubehalten. Das bedeutete für sie, ihren Zuckerverbrauch zu überwachen und sich nur zu besonderen Anlässen eine Kleinigkeit zu gönnen sowie ihren Kaffeekonsum einzuschränken – ich empfehle einen Espresso am Tag – und ferner nach anderen Teesorten als schwarzem Tee Ausschau zu halten. Ansonsten sollte die übliche Schweinefleischkarenz eingehalten werden, wobei ich in ihrem Fall sogar empfahl diese lebenslang zu befolgen. Sie versprach meine Anweisungen zu beherzigen und beteuerte mir gegenüber, dass die neuen Gewohnheiten uneingeschränkt zu einer Steigerung ihres Wohlbefindens beitrugen.

## Fazit:

Selbst ein Fall solch schweren Ausmaßes lässt sich im Bereich der Selbsthilfe durchaus behandeln. Es brauchte zwar etwas Geduld, bis die Regulationsblockaden – in diesem Fall die elektrischen Ladungen, die Narben, die Übersäuerung, die Parasiten als auch die falschen Ernährungsgewohnheiten –

behoben waren, aber es zeigte sich dennoch, dass schöne und beeindruckende Ergebnisse zu erzielen sind, wenn die entsprechenden Maßnahmen gewissenhaft durchgeführt werden.

## Zusammenfassung der Selbsthilfe bei Rheuma-Beschwerden:

Mit ansteigendem Schweregrad der Symptome weitere Maßnahmen hinzufügen

1. Meridiane ausgleichen mit dem **Diamond Shield Grundprogramm**
2. Täglich 50 Minuten erden
3. Viel reines Umkehrosmosewasser oder hochwertiges Wasser trinken (2 Liter täglich)
4. Entsäuerung
   a. Vegimanna, 1x 1 Teelöffel tägl. in lauwarmem Wasser
   b. Mineralsalz, 1 – 2x tägl. 1 Msp. in Wasser
   c. Basenbäder
   d. Verzicht auf Schweinefleisch, Alkohol, Zucker, säuernde Lebensmittel
5. Narben und Lateralitätsstörung mit BiBlo-Chip ausgleichen
6. Radikalfänger:
   Mannayan Antioxi+, 1 Tablette tägl.
   Mannayan Vit C+, 1 Tablette tägl.
7. Entzündung der Gelenke:
   Mannayan Brom+, 1 – 3 Tablette
   Nachtkerzenöl Mannayan Lino+, 1 – 2 Kapseln tägl.

Mit ansteigendem Schweregrad der Symptome weitere Maßnahmen hinzufügen

8. Entgiften mit Bitterstern, 2x 8 Tropfen tägl.
9. Schlafplatz von elektrischen Feldern sanieren, Netzfreischalter
10. Schlafplatz-Sanierung von magnetischen Feldern (Hartmann-, Benker-, Curry-Gitter)
11. Darmfloraaufbau:
    a. Mannayan Flor, 1x 2 Kapseln,
    b. Mannayan Cand, 1x 1 Kapsel tägl.,
12. Rheuma ChipCard
13. Parasitenkur mit Papain
14. Zahnsanierung

# 2 SCHLAFLOSIGKEIT

## 2.1 Leichte Symptome

Herr A. aus Berlin kam völlig verzweifelt zu mir in die Praxis, weil er seit Jahren an Schlaflosigkeit litt, genauer gesagt an Einschlafstörungen, die es ihm praktisch unmöglich machten einzuschlafen.

Nachdem ich die Anamnese durchgeführt hatte, konnte ich im Rahmen meiner Testungen die meisten seiner Symptome, wie Erschöpfung, Kopfschmerzen, Lustlosigkeit, körperliches Unwohlgefühl und sogar Kreislaufstörungen, schlussendlich auf seine mangelnden Rhythmen durch die Schwierigkeiten des Einschlafens zurückführen.

**Elementtestung:**

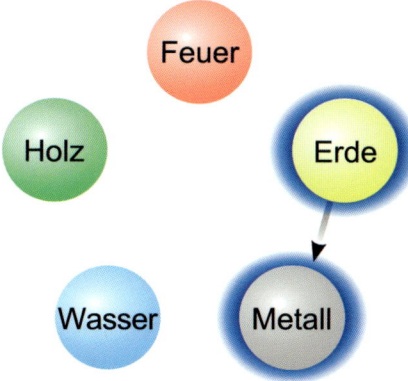

Die 5-Elemente-Testung zeigte, dass das Element Metall blockiert war. Metall repräsentiert nicht nur Lunge und Dickdarm, sondern auch Rhythmus bzw. rhythmische Vorgänge, was man schließlich an der Funktion des Atmens und des Stuhlgangs unschwer erkennen kann. Verbunden war diese Blockade mit einer weiteren Blockade des Elements Erde, welches natürlich die zentrale Erdung des Menschen darstellt. Somit war also klar, dass hier auch das Vegetativum, also die Oberbauch-Organe, wie Milz, Pankreas und Magen mit betroffen waren.

Auffällig war jedoch, dass die Störung vom Erd-Element ausging, d.h. die Rhythmusstörungen waren nicht etwa per se vorhanden und führten dann zu weiteren Störungen, sondern es gab vielmehr eine andere unbekannte Belastung, die sodann zu diesen Rhythmusstörungen führte. Die Innere-Milieu-Testung am vegetativen Nervensystem sollte sich als sehr ergiebig herausstellen, da ich eine Vielzahl an Umweltgiften, parasitären und bakteriellen Belastungen feststellen konnte. Da die elektrische Ladung auffällig hoch war und der Patient von weither angereist kam, empfahl ich ihm wie üblich, seine Meridiane mit der Harmonikalischen Frequenztherapie durch das **Diamond Shield Grundprogramm** zu harmonisieren und sich zusätzlich zu erden und geerdet zu bleiben.

### Verlauf:

Der Patient kam sechs Wochen später erneut in meine Praxis. Mit einem strahlenden Lächeln drückte er mir warmherzig die Hand und erzählte mir sodann folgendes: Am ersten Abend nach seinem letzten Besuch habe er sich hingesetzt und das **Diamond Shield Grundprogramm** wie empfohlen mit der Diamond Shield Impulsentladung ablaufen lassen, was für den Therapieerfolg sehr wesentlich war und nach wie vor ist.

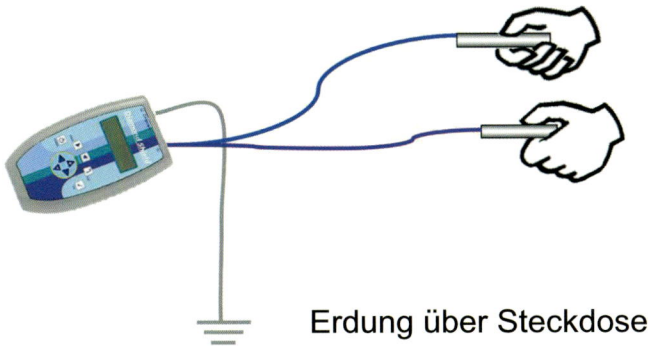

Erdung über Steckdose

Wie er mir ehrlich gestand, hatte er nicht wirklich daran geglaubt, dass ein solches Vorgehen irgendetwas an seinem Zustand ändern würde und dennoch blieb er, wie von mir angeraten, nach der Behandlung geerdet. Seine von mir verschriebenen Mittel, u.a. ein Magnesiumpräparat, hatte er bereits auf dem Nachttisch zurechtgelegt, damit er diese vor dem Zubettgehen einnehmen konnte, jedoch schlief er dann unerwartet ein, während er noch darüber nachdachte! Er schlief in dieser Nacht so fest und tief, wie er dies seit langem nicht mehr getan hatte, was ihn selbst am meisten erstaunte.

Am nächsten Tag beschloss er auf eigene Faust (was ich nicht gerne habe), jegliche von mir empfohlenen Mittel nicht mehr weiter einzunehmen und auch die Therapie nicht weiter fortzuführen. Er wollte lediglich noch einmal das **Diamond Shield Grundprogramm** und die Erdung durchzuführen versuchen, weil ihn diese so positiv überrascht hatten.
Das Ergebnis war, dass diese einfache Maßnahme tatsächlich

für eine Besserung seiner Beschwerden ausreichte: Wie ich schon vermutet hatte, waren all seine Einschlafsymptome verschwunden und die Kopfschmerzen gingen um ca. 70% zurück. Auch die Erschöpfungszustände und die Kreislaufbeschwerden waren nur eine Folge des mangelnden tiefen Schlafes, der ja bekanntlich die Voraussetzung für eine funktionierende Gesundheit ist.

## Diskussion Analyse:

In diesem sehr erfreulich verlaufenen Fall, hat sich sehr ausdrucksvoll eine der Hauptbelastungen der modernen Zivilisation gezeigt, nämlich elektrische Ladungen. Der Patient wohnte im vierten Stock eines Mehrfamilienhauses. Hierzu gilt es zu bedenken, dass sich pro Meter Höhe 200 Volt statische Elektrizität aufbauen. Das bedeutet für unseren Kopf, der sich auf der Höhe von ca. 1,70 m und höher befindet, dass er bereits fast 400 Volt statischer Elektrizität ausgesetzt ist. Wenn man nun pro Stockwerk etwa 4 bis 5 Meter ansetzt, sind das bereits 800 bis 1000 Volt Belastung. Demzufolge ist Herr A. in seiner Wohnung im vierten Stock mindestens 3200 bis 4000 Volt statischer Elektrizität ausgesetzt.

Erschwerend kommt hinzu, dass der Patient konstitutionell bedingt stark auf die sich bildenden Radikale reagiert. Natürlich hatte niemand zuvor diesen Zusammenhang bemerkt oder ihm auch nur Beachtung geschenkt, sodass es – ganz gleich welchen Behandlungsversuch man unternahm – zu keiner Besserung der Beschwerden kam.

Dass er die anderen Umweltgifte nicht ausgeleitet hatte, fand ich zwar bedauerlich, aber es war natürlich nach wissenschaftlichen Kriterien ein sehr interessanter Fall, dass jemand ausschließlich die Regulation mittels des **Diamond Shield**

**Grundprogramms** und die Erdung als Methode angewandt hatte, d.h. den Impuls zur Regulation aus dem Diamond Shield Programm per Impulsentladung[1] an seinen Körper gegeben und sich dann anschließend geerdet hatte bzw. geerdet blieb.

Man muss bedenken, dass in den 50 Minuten bis 1 Stunde nach dem Therapieprogramm die sogenannten „guten" negativen Ionen aus der Erde uns allmählich wieder aufladen, während sich die „schlechte" positive statische Elektrizität entlädt.

Ich habe ähnliche Fälle schon des Öfteren erlebt, bei denen das einfache Erden bzw. die Zurückführung des Körpers in die Regulation und die anschließende Erdung zu einer großen Verbesserung bei Schlaflosigkeit und Einschlafstörungen führte.

## Fazit:

> An alle Menschen dieser Welt, die nicht einschlafen können:
> Erdet euch, reguliert eure Meridiane und erdet euch!

Ich empfahl Herrn A. gleichwohl die von mir verschriebenen Entgiftungsmittel einzunehmen, da ich vermutete, dass die Kopfschmerzen, die noch zu 20% vorhanden waren, somit auch noch verschwinden würden. Dessen ungeachtet sollte meiner Meinung nach eine kleine Entgiftungs- und Entsäuerungstherapie zu einer jährlichen inneren Hygiene gehören.

[1] Impuls-Entladung ist eine spezielle Programmierung mit einem schnellen Wechsel von aktivem Impuls und kurzer Entladungspause. Das IE des Diamond Shield Zappers IE steht für Impuls-Entladung.

Frau T. aus München kam ebenfalls mit Schlafproblemen zu uns, wobei es sich in ihrem Fall um Durchschlafstörungen handelte, d.h. sie wachte nachts sehr häufig auf und hatte sodann Schwierigkeiten wieder einzuschlafen. Außerdem litt sie unter erheblichen Stuhlproblemen und Verstopfungen, die ihr schon jahrelang Beschwerden bereiteten.

Genau wie bei dem vorherigen Fall beachtete ich, dass sämtliche weitere Beschwerden, wie z.B. Hautunreinheiten, Blähungen, Winde und Erschöpfungszustände von den beiden beschriebenen Hauptsymptomen herrührten.

### Elemententestung:

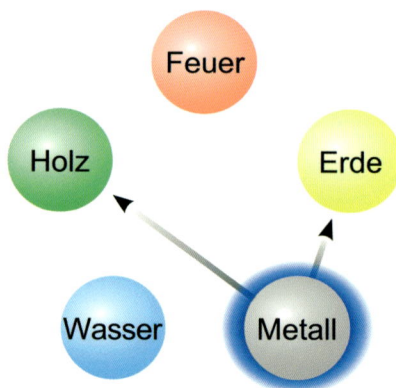

Die Elemententestung ergab wieder, dass das Element Metall blockiert war, wobei die Störungen diesmal auch vom Element Metall ausgingen, d.h. als ich in das Element Metall hinein testete, testete der Dickdarm. Dies bedeutet, dass die Beschwerden tatsächlich vom Dickdarm ausgingen.

Eine genauere Nachfrage bei der Patientin ergab, dass ihre Verstopfungen ungefähr vor zehn Jahren nach drei Antibiotika-Kuren begonnen hatten und damals keine therapiebegleitende Reinigung und Darmsanierung durchgeführt worden war. Die weitere Testung am Dickdarm ergab, dass das Innere Milieu dort ziemlich durcheinander war: Es waren Gärungsalkohole und andere Umweltgifte, die auf eine parasitäre Belastung hindeuteten, vorhanden und vieles mehr. Aber auch hier war abermals auffällig, dass die elektrischen Ladungen sehr hoch waren sowie andere Belastungen, die in der Priorität nicht so stark testeten.

Da Frau T. keine großen finanziellen Mittel zur Verfügung standen und sie sich somit eine teure Therapie nicht leisten konnte, bat sie mich darum, irgendeine Lösung zu finden, damit sie nicht so oft in die Praxis kommen musste, sondern nur in größeren Abständen zu Kontrolluntersuchungen. Auch hier ist der einfachste Weg um Geld zu sparen – wie so oft im Leben – die einmalige Investition in etwas Teures. Ich riet ihr demnach, Geld in einen Diamond Shield Zapper IE zu investieren und versprach ihr dann, dass wir versuchen würden, möglichst all ihre Programme auf eine Master-ChipCard (siehe Glossar) aufzuladen. Den Rest würden wir mit Platezappen (siehe Glossar), das sie zu Hause durchführen konnte, versuchen. Dies hätte zur Folge, dass sie dann nur noch alle zwei Monate zu mir in die Praxis kommen müsste, womit sie sich die sieben dazwischenliegenden Termine sparte.

Normalerweise verfahre ich zu Beginn einer Behandlung nicht wie gerade eben beschrieben. Ich bevorzuge es vielmehr, den Patienten für einige Termine in die Praxis zu bestellen, um beobachten zu können, wie er auf die Therapie anspricht und seine Reaktionslage kennenzulernen. Wenn es sich jedoch weder um lebensbedrohliche Zustände oder um sehr schwierige Krankheiten handelt, keine allzu strikten Diäten eingehalten werden müssen und wenn auch keine Allergietherapie durchgeführt werden muss, so ist ein solches Vorgehen durchaus einen Versuch wert.

## Verlauf:

Die Patientin kam nach acht Wochen wie besprochen wieder in die Praxis. Zu meiner Freude hatten sich sehr viele Symptome wesentlich verbessert: die Schlafstörungen waren bereits nach zwei Tagen um 80% zurückgegangen. Sie führte das Diamond Shield-Zappen stets abends als letzte Maßnahme durch und blieb danach geerdet, was das Wesentliche darstellte. Frau T. hatte auch das Wohlfühlprogramm, das ja auch eine Art Einschlafprogramm ist, jeden Tag durchgeführt.

Die Stuhlbeschwerden waren so gut wie verschwunden, sodass sie nur noch selten unter Verstopfung litt. Nach Testung ihrer Darmflora stellte sich heraus, dass diese nach vier Monaten der Therapie noch nicht völlig wiederhergestellt war. Ich empfahl ihr deshalb dringend, die Therapie weitere vier Monate durchzuführen, da es im Allgemeinen so lange dauert, bis eine zerstörte Darmflora wieder komplett hergestellt ist. Auch das verordnete Vegimanna durfte sie in dieser Zeit noch nicht eigenmächtig absetzen, auch wenn sie es durchaus auf einen halben Teelöffel am Tag reduzieren konnte.

Mehr war nicht zu tun. Man hätte noch einiges „nacharbeiten" können, aber angesichts ihrer finanziellen Situation entließ ich sie mit der Bitte, bei evtl. auftretender Verschlechterung nicht abzuwarten, sondern mich baldmöglichst zu kontaktieren.

**Verordnung:**
Ich hatte ihr das
- Mannayan Flor, zweimal eine Kapsel täglich,
- Mannayan Cand+, einmal eine Kapsel morgens,
- Vegimanna, 1x 1 Teel. tägl. in warmem Wasser
- und Mannayan PABA+, einmal eine Tablette morgens empfohlen.

## Diskussion:
Ähnlich wie bei dem vorherigen Fall handelt es sich bei der Ursache für die Schlaflosigkeit der Patientin um elektrische Ladungen. Während der Antibiotikatherapie wurde ihr gesamter Darm in Mitleidenschaft gezogen, mit der Folge dass die Darmflora nicht mehr intakt war. Das verordnete Mannayan Flor ist eines der stärksten auf dem Markt erhältlichen Probiotika: Es beinhaltet 8 Bakterienstränge mit 30 Milliarden lebensfähigen Keimen pro Kapsel, dieser Anteil ist ca. 10x so hoch wie bei anderen handelsüblichen Mitteln. Das Mannayan Cand+ enthält den Saccharomyces boulardii, der sozusagen als Antagonist des Candida agiert und in der Lage ist, diesen zu verdrängen. Das PABA aus der Gruppe der B-Vitamine hat eine sehr günstige Wirkung auf die Darmschleimhaut und die Peristaltik. Durch die Einnahme dieser drei einfachen Mittel hatte sich der Stuhlgang der Patientin deutlich verbessert.

Frau T. ging es im Prinzip schon gut, aber sie war mit ihrem Gesundheitszustand noch nicht völlig zufrieden, da sie nachts manchmal noch aufwachte. Eine Nachtestung der elektrischen Ladung ergab zu meinem eigenen Erstaunen, dass diese immer noch relativ hoch war. Ich fragte sie, ob sie das **Diamond Shield Grundprogramm** und die Erdung tatsächlich täglich durchgeführt hätte. Sie bejahte dies und betonte, dass sie ganz fleißig dabei war, da sie bei einem Abbruch der Behandlung mit dem **Diamond Shield Grundprogramm** nachts wieder öfters aufwachte.

Ich wiederholte die Frage, die ich ihr schon am Anfang gestellt hatte, nämlich nach möglichen elektrischen Geräten im Kopfbereich ihres Schlafzimmers. Sie hatte die Frage damals bejaht, und deshalb erkundigte ich mich, ob sie die Nachtlampe und den Radiowecker inzwischen entfernt hatte. Sie gestand mir sodann, dass sie die Objekte zwar etwas weiter weg gestellt, jedoch nicht völlig entfernt hätte. Daraufhin bat ich sie erneut meine Anweisungen konsequent durchzuführen, woraufhin sie einwilligte, nicht zuletzt weil sie begriff, dass die elektrischen Ladungen immer noch zu hoch waren. Als sie zwei Monate später wiederkam, waren alle Beschwerden tatsächlich so gut wie verschwunden, und damit konnte ich sie sogar aus der Praxis entlassen.

## 2.3.  Starke Symptome

Herr F. aus Augsburg kam in die Praxis. Er war Manager eines mittelständischen Betriebes, den ziemlich viele Sorgen plagten und der zudem überarbeitet war. Die von ihm geschilderten Symptome ließen mich gleich an ein Burnout denken. Seine Schlafstörungen hatten begonnen, als zwei seiner Mitarbeiter im Betrieb aufgehört hatten und er einige von ihren Aufgaben mit übernehmen musste. Dies hatte zur Folge, dass die Anzahl seiner Arbeitsstunden immer größer wurde. Herr F. litt auch unter einer starken Übersäuerung des Magens, die mit Schmerzen, Appetitlosigkeit und Aufstoßen einherging.

**Elementtestung:**

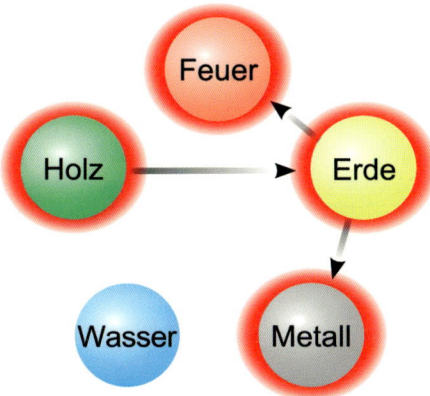

Die Elementtestung ergab ein Bild – wie man sehen kann – in dem sich mehrere Elemente in einem Yang-Zustand befanden, das bedeutet, dass sie in einem übererregten Zustand waren. Jemanden, der ein solches Bild mit vier

Elementen im Yang aufweist, bezeichne ich als eine Person, die energetisch „über ihre Verhältnisse lebt". Da eine solche Person mehr Energie verbraucht als ihr eigentlich zur Verfügung steht, wird die Konsequenz früher oder später ein vollkommener Burnout sein. Wenn sich also sowohl das Erdelement, als auch Holz, Feuer und Metall in einem Yang-Zustand befinden, dann ist das für den Körper zu viel.

Des Weiteren haben wir diesmal das Innere Milieu auf der Leber getestet. Hier zeigte sich neben den Umweltgiften, die sich in der Leber angehäuft hatten, außerdem Schwefel und Thioäther, was wiederum auf eine Salmonellenbelastung auf der Leber hindeutete. In manchen Fällen stehen Salmonellen in direktem Zusammenhang mit einer depressiven Ver-stimmung. Außerdem hatte sich eine starke Folge von Emotionen angestaut und eine starke elektrische Ladung. Überdies waren sowohl die Übersäuerung als auch die elektrische Ladung auffällig. Eine rechtsrehende Benker-Belastung zeigte, dass der Schlafplatz auch nicht in Ordnung war.

Ich erklärte dem Patienten kurz all diese Belastungen und bat ihn,

- erstens seinen Schlafplatz von elektrischen Geräten zu befreien,
- zweitens einen Rutengänger kommen zu lassen und den Schlafplatz dementsprechend zu sanieren bzw. insofern zu ändern, dass er nicht mehr auf einer rechtsdrehenden Benker-Belastung schlafen würde,
- die Regulation der Meridiane mit dem **Diamond Shield Grundprogramm** und der Impulsentladung durchzuführen und anschließend geerdet zu bleiben

- sowie das Wohlfühlprogramm des Diamond Shield Zappers anzuwenden, das zur Entspannung vor dem Schlafengehen da ist.
- Ich leitete eine Entsäuerung und Entgiftung mit Vegimanna ein, sowie mit Mineralvit, Mineralsalz (in dem Magnesium enthalten ist, sowie Kalium für die Herzfunktion). Vegimanna: 1x 1 Teel. tägl. mit viel Wasser Mineralvit: 1x ¼ Teel. tägl. mit Wasser abends vor dem Schlafengehen

Herr F. stand natürlich unentwegt unter Stress, so dass er nicht absehen konnte, ob es ihm möglich sein würde, zu den Terminen regelmäßig zu erscheinen. Also schlug ich ihm vor, dass die Elemente über die Anwendung der entsprechenden ChipCards beruhigt werden sollten.

- Schließlich kaufte er eine Holz-Element-ChipCard zur Dämpfung und ließ das Programm zweimal pro Woche ablaufen,
- sowie eine Erd-ChipCard, auch zur Dämpfung, ebenfalls zweimal die Woche.
- Ergänzend dazu nahm er Curcuvit forte, ein hochwertiges Curcumapräparat, um die Salmonellen zu bekämpfen (2x 2 Kapseln täglich).
- und einer zusätzlichen Darmsanierung mit Mannayan Flor, 2 Kapseln täglich.

Ich dachte, damit begnügen wir uns.

## Verlauf:

Der Patient kam zwei Wochen später wieder zu mir. Da er ein sehr organisierter Mann war, befolgte er trotz seines Stresses alle Maßnahmen sehr genau, d.h. er hatte bereits seinen Schlafplatz saniert, die elektrischen Geräte entfernt, das Meridianregulationsprogramm und Wohlfühlprogramm durchgeführt als auch die Beruhigung der Elemente mit den ChipCards. Es ging ihm, wie er sagte, energetisch viel besser, er konnte auch gut einschlafen, allerdings wachte er weiterhin mehrmals nachts auf. Auch seine Magenbeschwerden und das Aufstoßen zeigten zwar eine deutliche Besserung, waren aber dennoch weiterhin vorhanden.

Somit beschloss ich, einen höheren Gang einzulegen, indem ich ihm eine komplette Kaffee- und Schwarzteekarenz zur Unterstützung der Entsäuerung für eine Dauer von mindestens 6 Wochen verordnete. Zu einer Reduzierung von Zucker in seinem Speiseplan riet ich ihm zusätzlich. Der Patient gab auch zu, dass sein Kaffeekonsum seit einiger Zeit enorm angestiegen war. Zu meinem Erstaunen war der Wert der Salmonellen nicht wirklich heruntergegangen.

Ich schaute mir seine Patientenakte an und bemerkte, dass er in einigen Nebensätzen auch einen Mangel an Lebensfreude angegeben hatte. Ich sprach ihn darauf an und bat ihn mir dies genauer zu erklären, woraufhin er schilderte, dass er durch die langen Arbeitszeiten, die manchmal auch in die Wochenenden hineinreichten, zahlreiche soziale Kontakte verloren hatte. Demzufolge fühlte er sich ein wenig isoliert, nicht zuletzt auch wegen dem Ende seiner Beziehung zwei Jahre zuvor. Selbst für eine neue Beziehung blieb ihm einfach zu wenig Zeit. All diese Umstände ließen den dringenden Verdacht aufkommen, dass es sich bei dem Patienten nicht nur um Symptome von Schlaflosigkeit handelte, sondern dass die Schlaflosigkeit als Folge einer Depression aufgetreten war oder – besser gesagt – der depressiven Verstimmung, die hier unterdrückt wurde.

**Verordnung:**
Ich verordnete dem Patienten
- Griffonia, abends 2 Kapseln vor dem Schlafengehen,
- Mannayan B Komplett+, 1x 1 Tablette tägl.
- Aminosäurenkomplex, 2x 1 Kapsel tägl.
- Mannayan Spezial-Multi+, 2x 1 Kapsel tägl.

Nachdem der Patient alle verordneten Maßnahmen durchgeführt hatte, ging es ihm zum nächsten Termin in meiner Praxis merklich besser: Die Elemente waren befreit, die Salmonellen gingen schlussendlich runter, sein allgemeiner Zustand besserte sich. Ich empfahl ihm dringend, einige soziale Kontakte wieder aufzunehmen und die Wochenenden möglichst wieder freizuschaufeln. Ich riet ihm überdies, wie ich es öfter bei solchen „Managertypen" mache, in der Jahresplanung feste Wochen als Urlaubszeit schon vorauszusehen.

Oft ist es der Fall, dass dieser Menschentypus drauflos arbeitet, ohne den eigenen und notwendigen Urlaub mit einzuplanen, sodass es dann im Grunde genommen keine wirkliche Möglichkeit gibt, Urlaub zu nehmen. Es bewährt sich sehr – und dies kann ich wirklich jedem ans Herz legen, der sich in einer solchen Situation befindet – 6 bis 8 Wochen im Jahr komplett zu blockieren, in denen keine Termine eingetragen werden und davon 3 bis 6 Wochen auch tatsächlich in Urlaub zu fahren. Wenn man ein solches Vorhaben wirklich in die Tat umsetzt, ist die Leistungsfähigkeit auch wieder gegeben.

Herr F. musste noch einige Male zu mir in die Praxis kommen, bis wir alle Belastungen eliminiert hatten, aber die meiste Arbeit verrichtete er mit dem Diamond Shield-Zapper und der gewissenhaften Durchführung der restlichen Therapien.

## Fazit bzw. Diskussion:

Auch in solchen Fällen ist eine Besserung der Beschwerden durch eine Kombination von Griffonia, einem etwas veränderten Lebensrhythmus, der Impulsentladung mit dem Diamond Shield Zapper IE, einer Regulation der Meridiane und einer Entsäuerung relativ einfach. Mit geringfügigem Aufwand ließ sich hier im Grunde genommen ein scheinbar schweres Krankheitsbild in den Griff bekommen. Wäre der Patient den klassischen Weg gegangen, hätte er mit Sicherheit Antidepressiva von einem Arzt verschrieben bekommen, wenn nicht sogar Schlafmittel und Schlimmeres. Hätte er überhaupt keine Veränderung eingeleitet, wäre er sicherlich innerhalb des nächsten Jahres in ein komplettes Burnout gerutscht.

Es wird also deutlich, dass es sich wirklich lohnt, mit einem kleinen Gerät wie dem Diamond Shield Zapper IE Blockaden zu entfernen und greifbare Effekte zu erzielen!

## Zusammenfassung bei Schlaflosigkeit:

Bei Schlaflosigkeit hat die Sanierung des Schlafplatzes und die Erdung oberste Priorität.

Im Rahmen des Arbeitskreises TREF habe ich ohne Übertreibung Dutzende von Berichten von Menschen erhalten, die mit einer Kombination aus **Diamond Shield Grundprogramm** + Wohlfühl- oder Entspannungsprogramm + Erdung besser schlafen konnten, bzw. deren Schlaflosigkeit sich völlig gelegt hat. Wenn keine anderen Blockaden wie in den vorher beschriebenen Fällen bestehen, reicht dies oftmals für eine Verbesserung aus. Dies ist wirklich die Domäne der Regulationstherapie mit dem **Diamond Shield Grundprogramm.**

- Diamond Shield Grundprogramm zur Regulation der Meridiane täglich
- Wohlfühlprogramm oder Entspannungsprogramm vor dem Schlafengehen
- Zur Entsäuerung und Entspannung:
    - o Vegimanna, 1x 1 Teelöffel tägl. in viel Wasser
    - o Mineralvit, 1x ¼ Teelöffel tägl. in Wasser abends vor dem Schlafengehen
    - o Kaffee, Schwarztee und Zucker stark reduzieren
    - o Griffonia abends 1 bis 2 Kapseln
    - o Mannayan B Komplett+, 1x 1 Kapsel morgens
    - o Aminosäurekomplex, 1x 2 Kapseln morgens
    - o Mannayan Spezial Multi+,1x 1 Kapsel morgens

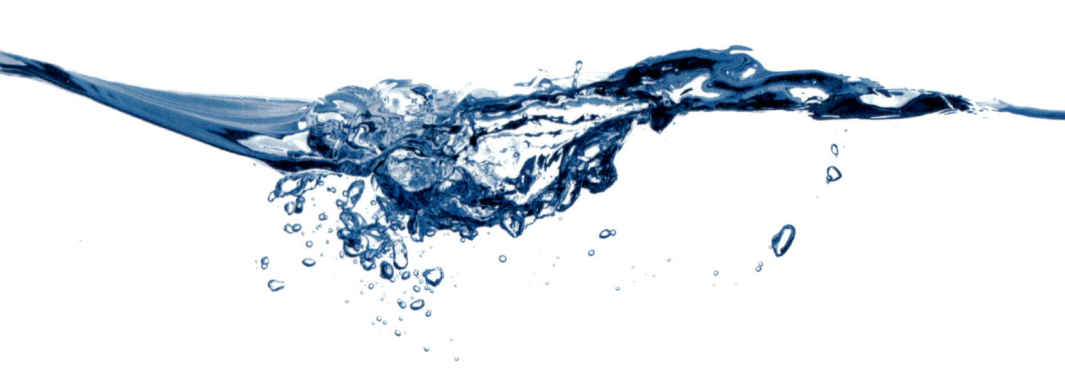

# 3   ERHÖHTER BLUTDRUCK

## 3.1   Leichte Symptome

Herr F., ein 42-jähriger Geschäftsmann aus Ulm, kam wegen verschiedener Beschwerden in die Praxis. Unter anderem machte er sich wegen einer Tendenz zu erhöhtem Blutdruck Sorgen, jedoch war dieser meiner Einschätzung nach mit 90 zu 135 nicht alarmierend hoch. Natürlich konnte es durchaus sein, dass sich der Blutdruck in gewissen Stress-Situationen weiter erhöhte. Unter anderem hatte er auch leichte Kopfschmerzen, bzw. verspürte er einen Kopfdruck, was wahrscheinlich mit dem erhöhten Blutdruck zusammenhing. Er erzählte mir, dass er es vermeiden wolle, blutdrucksenkende Mittel einzunehmen.

Ansonsten war er, abgesehen von einigen wenigen Symptomen, relativ gesund, bzw. wollte er von seinen Beschwerden – wie Männer eben oft sind – nicht erzählen oder ihnen einfach keine Beachtung schenken. Die Elementetestung ergab hier lediglich 2 Elemente, nämlich Erde und Wasser, die in einem Yang-Zustand, also in einem erregten Zustand waren. Das entsprach durchaus dem Bild, da einerseits das Erdelement, also das Vegetativum betroffen war, d.h. alles was auf äußere Eindrücke reagiert und das Wasserelement konnte mit Niere, Wasserhaushalt und Lymphe durchaus auch als ein Grund betrachtet werden.

## Elemententestung:

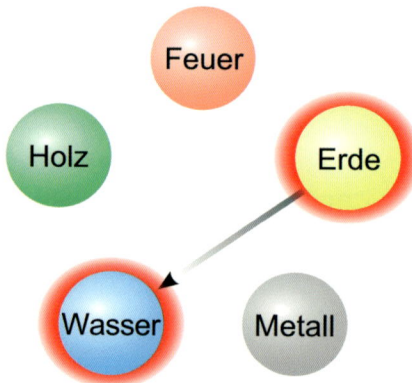

Ich schlug vor, dass wir erst einmal einen Versuch unternehmen würden, bevor wir in eine komplizierte Therapie einsteigen würden. Ich testete am vegetativen Nervensystem die „Folge von Emotionen", die elektrischen Ladungen, sowie verschiedene Umweltgifte, die ich aber erst einmal nicht besonders beachtete. Ich dachte mir, dass Gärungsalkohole auch noch eine Rolle spielen könnten, jedoch testeten sie in der Priorität nicht wirklich vorrangig.

Der erste Versuch erfolgte in der Praxis: Ich maß den aktuellen Blutdruck des Patienten und wie sich zeigte war er mit 137 zu 92 etwas erhöht. Mein erster Versuch bestand darin, die Regulation der Meridiane mit dem **Diamond Shield Grundprogramm** zu erreichen und gleich im Anschluss daran die Blutdruck-ChipCard zu verwenden, selbstverständlich in Verbindung mit der Entladungstherapie. Gesagt, getan:
Der Patient war einverstanden damit, und ich wollte wissen, was geschehen würde. Wir ließen also das **Diamond Shield**

**Grundprogramm** einmal durchlaufen, und anschließend sechs Minuten lang das Programm der Blutdruck-ChipCard. Das Ergebnis war wirklich verblüffend, da wir sofort einen Wert von 120 zu 80 erhielten, was ja praktisch nach der heutigen Norm einen Idealzustand darstellt.

Herr F. war natürlich mehr als überrascht, wie leicht eine Besserung zu erzielen war, nachdem er bereits einiges zuvor ausprobiert hatte. Als Geschäftsmann, der unter chronischer Zeitnot litt und somit nicht oft in die Praxis kommen konnte, war er froh die Regulation durch den Erwerb des Diamond Shield Zappers IE selbst zuhause durchführen zu können. Ich empfahl ihm, die beiden Programme eine Woche lang täglich anzuwenden.

Sollte sich der Blutdruck konstant halten, das bedeutet nicht höher als 125 zu 85 liegen – wobei man 130 zu 85 durchaus noch akzeptieren könnte, (auch ein Wert von 90 ist, wenn er nicht ständig oder konstant ist, in einem solchen Alter nicht bedenklich und stellt, entgegengesetzt dessen, was einem viele Schulmediziner einreden wollen, keine Erhöhung dar) – sollte in der zweiten Woche dann das BB-Programm nur noch jeden zweiten Tag ablaufen, in der dritten Woche jeden dritten Tag, in der vierten Woche nur noch zweimal wöchentlich. Danach sollte der Patient zur Testung wieder in die Praxis kommen.

**Verordnung:**

Ich verordnete lediglich

- (B)REMSEN, 2x 3 Tropfen täglich
- und Mannayan Calmag, eine Magnesium/Calcium-Rezeptur, 1 Kapsel am Abend zur Entspannung,
- das Vegimanna zur Entsäuerung, ½ Teelöffel täglich. Dies dürfte auch den Darm ein wenig mit sanieren.
- Mannayan Flor+, 1x 1Kapsel täglich, um den Gärungs-alkoholen entgegen zu wirken.

## Ergebnis:

Vier Wochen später kam der Patient erneut zu mir. Er war extrem zufrieden, da alles geklappt hat, wie wir es geplant hatten. Erstens hatte sich der Blutdruck auf der Höhe dieser tollen Werte stabilisiert und zweitens ergab eine Nachtestung der beiden Elemente, dass diese jetzt kaum noch in einem erhöhten angeregten Zustand testeten und praktisch von selbst in die Regulation gingen.

Ich empfahl dem Patienten sodann, das **Diamond Shield Grundprogramm** auf jeden zweiten Tag zu reduzieren und das BB-Programm auf einmal pro Woche. Da er im Besitz eines Blutdruckmessgerätes war, versprach er mir, seinen Blutdruck regelmäßig zu messen. Ferner machten wir aus, dass er die Programme jede Woche weiter reduzieren würde, soweit der Blutdruck hielt. Die verordneten Mittel sollte er noch zwei weitere Monate zu sich nehmen, und ich empfahl ihm, falls sich etwas an seinem Zustand ändern würde, sofort in die Praxis zurückzukommen und nicht etwa damit zu warten, bis seine Symptome zurückkommen würden. Übrigens waren seine Kopfschmerzen bzw. der Kopfdruck ebenfalls verschwunden.

## Diskussion:

Diese Geschichte ist charakteristisch für eine Vielzahl von Fällen, mit denen wir in diesem Bereich schon konfrontiert waren. Wenn keine weiteren Blockaden vorhanden sind, dann genügt es oftmals zu regulieren und zu entladen, sowie die speziell für die Senkung des Blutdrucks gedachten Frequenzen der BB-ChipCard anzuwenden. In diesem Fall gab es jedoch eine Blockade, die uns unbekannt blieb. Es genügte also, eine Regulation der Meridiane anzustoßen, wodurch der Patient wieder gesund wurde. Ich kann allen Hochdruckpatienten wirklich nur raten, selbst im Falle eines sehr hohen Blutdruckes, erst mal diese einfachen Mittel, mit denen wir sehr oft verblüffende und unerwartete Erfolge erzielt haben, in Absprache mit ihrem behandelnden Arzt auszuprobieren.

## Erklärung:

Warum gerade diese Regulation mit dem Diamond Shield Zapper IE so gut wirkt, ist mit der Wirkung der Mikroströme, die ihre Anwendung sowohl im **Diamond Shield Grundprogramm** als auch in der BB-ChipCard finden, zu erklären. Mikroströme sind sehr niedrige Spannungen, d.h. sie liegen unter 1 Volt, bei denen elektrisch praktisch nichts mehr durch den Körper fließt. Auf der einen Seite wirken sie im Allgemeinen beruhigend und entspannend, aber auf der anderen Seite wirken sie in der Tiefe der Zelle aktivierend. Für weitere Erklärungen über die Mikroströme siehe das Glossar.

Die Integration dieser niedrigen Spannungen in den Zapper ist einer der Hauptgründe dafür, dass wir heute so viel bessere Ergebnisse erzielen im Vergleich zu den früheren Zappern, die nicht unter 1 Volt gehen konnten. Es stellte sich sogar heraus, dass die Hersteller falsche Angaben machten, insoweit sie nicht unter 1,2 Volt geregelt werden konnten, obwohl das

Display 1 Volt anzeigte. Gerade bei hohem Blutdruck, genauer gesagt ab 1 Volt, hat dies bei manchen Patienten eher eine anregende oder eine neutrale Wirkung. Um jedoch eine Beruhigung des Blutdrucks zu erzielen, sind wirklich Mikroströme notwendig, das heißt es muss in einem Spannungsbereich von unter 0,3 und 0,7 Volt gearbeitet werden.

Frau W. aus Tutzing kam in die Praxis und klagte über sehr viele Symptome. Sie berichtete von allergischen Reaktionen an der Haut, Kopfschmerzen, Erschöpfungszuständen, Unverträglichkeiten von Nahrungsmitteln, Darmunregelmäßigkeiten, Lymphstau an den Beinen, Krampfadern, Hämorrhoiden u.v.m. Sie hatte gerade eine Trennung hinter sich und versuchte allein ihr Geschäft weiter zu führen. Sie war eine nette und resolute Frau, die aber ganz offensichtlich unter starken emotionalen Belastungen litt und selber sehr emotional war. Das merkte man bereits an ihrer Stimmlage und ihren Gebärden. Aber sie war sehr willig und bestrebt unbedingt etwas Gutes für sich zu tun. Sie stand vor der Entscheidung, verschiedene schulmedizinische Mittel einzunehmen und nachdem sie dies unbedingt vermeiden wollte, kam sie auf eine Empfehlung ihrer Freundin hin in unsere Praxis.

**Elemententestung:**

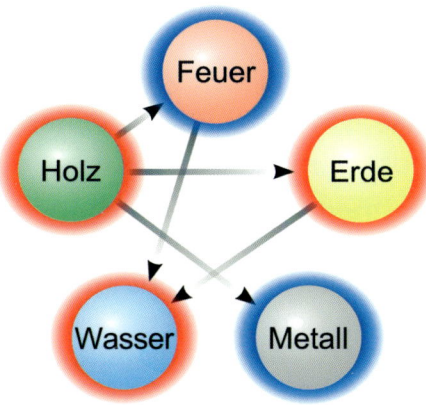

Die Elementtestung ergab, dass alle Elemente wieder einmal blockiert waren, was heutzutage leider gar nicht selten der Fall ist. Drei Elemente waren in einem Yang-Zustand, wie Sie sehen, und zwei Elemente in einem Yin-Zustand. Die Hauptursache aus der Elementtestung war für mich aus dem Holzelement die Gallenblase, d.h. der Gallenblasenmeridian störte alle anderen. Das ist gerade bei Frauen sehr oft bei unterdrücktem Ärger ganz typisch: Gallenblasengänge.

Die Testung des Inneren Milieus war sehr ergiebig, da wir sehr viele Umweltgifte getestet haben: Gärungsalkohole, Folgen von Emotionen, elektrische Ladungen, aber auch Thioäther, Eiweiße und Fäulnisse. Nahezu die Hälfte der Ampullen hatte angesprochen, was wir im Inneren Milieu testeten. In der Prioritätstestung war es dann so, dass bei ihr Gärungsalkohol eine große Rolle zu spielen schien verbunden mit Eiweißfäulnissen, was mich vermuten ließ, dass irgendwo auch noch ein Herd saß. Tatsächlich waren ein Zahnherd und eine Stirnhöhlenentzündung vorhanden, die auf eine maßgebliche bakterielle Besiedelung hindeuteten. Eine Fehlbesiedelung des Darmes war hier natürlich auch eindeutig.

Der Blutdruck der Patientin war ziemlich hoch, er lag üblicherweise bei mindestens 150 zu 95. Im Grunde war es eine ihrer größten Sorgen, ob man den Blutdruck ohne die Einnahme von Blutdrucksenkern regulieren könnte, auf die der Arzt schon so lange drängte. Ich machte sie darauf aufmerksam, dass dies auch vernünftig sei, wenn der Blutdruck so hoch bliebe. Sie hatte die Nebenwirkungen auf dem Beipackzettel gelesen und wollte aus diesem Grund die Einnahme vermeiden. Überdies wusste sie aus ihrer Familie, genauer gesagt von ihrer Mutter, dass diese Medikamente sehr müde machen können.

Dies stellte für sie ein großes Problem dar, da sie bereits an Müdigkeit litt und diese nicht noch verstärken wollte.

Ich stellte mich innerlich auf eine längere Therapie ein, ebenso wie die Patientin, da ich wusste, dass ihre Beschwerden nicht durch einen kleinen Zaubertrick zu beheben waren. Allerdings, wie so oft in solchen Fällen, habe ich ihr gleich das Experiment mit dem **Diamond Shield Grundprogramm** mit der Meridian-regulation und mit der BB-ChipCard vorgeschlagen. Wir haben dementsprechend ihren Blutdruck vor und nach der Anwendung gemessen und auch hier war das überraschende Ergebnis, dass sich der Blutdruck vollkommen normalisierte.

Ich beschloss erst einmal ihre Elemente in Regulation zu bringen und es testeten tatsächlich auch auf der Gallenblase starke emotionale Blockaden, die ich zu einem späteren Zeitpunkt mit dem Trikombin beheben wollte. Bis zum nächsten Termin, an dem wir uns der Herde annehmen sollten, wollte ich aber auch mit einer Darmsanierung beginnen. Ich schickte sie wegen der Herdbelastung der Zähne zum Zahnarzt. Außerdem habe ich auch eine energetische Blockade bei ihr feststellen können und darüber hinaus, dass sie wahrscheinlich auf einer rechtsdrehenden Benker-Linie schlief. Ich empfahl ihr deshalb eine Schlafplatzsanierung, d.h. die Entfernung von elektrischen Geräten am Schlafplatz, die den Körper schließlich aufladen und dadurch eine tiefe Entspannung verhindern.

**Verordnung:**

Das ganze Programm für die Darmsanierung, also
- Mannayan Flor+, 2x 1 Kapsel täglich
- Mannayan Cand+, 1x 1 Kapsel täglich
- Mannayan Lact+, 1x 1 Kapsel täglich
- das Vegimanna zur Entsäuerung einmal ½ Teelöffel täglich,
- Mannayan Calmag, 1x 1 Kapsel am Abend zur Entspannung,
- Silberwasser, 2x ein Teelöffel, um die Bakterien zu bekämpfen,
- das Mannayan Antioxi+, um die Antioxidantien abzufangen und ihr Immunsystem etwas in Ordnung zu bringen, 1x 1 Tablette täglich
- Mannayan Vit C+, 1x 1 Tablette täglich
- Mannayan Selen, 1x 1 Kapsel täglich
- Mannayan Vit D3, 1x 1 Kapsel täglich
- Mannayan B Komplett+, ein Vitamin B Komplex, 1x 1 Tablette täglich, um das Ganze abzurunden.

**Verlauf:**

Nach dem erfolgreichen Experiment mit dem Diamond Shield-Zapper wollte auch die Patientin dieses Gerät unbedingt erwerben, da sie so von der vollständigen Normalisierung ihres Blutdrucks beeindruckt war.

## Empfehlung:

Die Empfehlung war auch hier

- täglich das **Diamond Shield Grundregulations- programm** einmal durchzuführen
- und zweitens das BB Blutdruckprogramm 1x täglich.

Frau W. versprach alle verordneten Maßnahmen sorgfältig durchzuführen und natürlich auch darauf zu achten die Schweinefleischkarenz einzuhalten, da diese im Rahmen der beschriebenen Fäulnisprozesse besonders wichtig ist.

Sie kam nach vier Wochen wieder und war ziemlich durch- einander. Bei der Untersuchung stellte sich heraus, dass die Senkung ihres Blutdrucks nicht von Dauer war. Sie hatte zwar anfangs beobachtet, dass bei jeder Durchführung des Pro- gramms ihr Blutdruck sank, dass diese Wirkung jedoch nach ein paar Tagen wieder aus blieb. Verständlicherweise war sie darüber nicht sehr erfreut, auch wenn sich die anderen Symptome ansonsten leicht – wenn auch nicht wesentlich – gebessert hatten.

Ich ging daraufhin nochmals meine Notizen durch und fragte sie, ob sie die empfohlene Schlafplatzsanierung auch wirklich durchgeführt habe, woraufhin sie antwortete: „Ach, ich dachte, dass diese durch den Umstand, dass ich geerdet bin, nicht mehr notwendig sei. So hatte ich Sie zumindest verstanden."

Natürlich ist jeder Patient am ersten Tag seiner Behandlung mit enorm vielen Informationen konfrontiert, sodass er nicht alles sofort richtig verstehen kann. Ich erklärte ihr daher nochmals geduldig, dass es unbedingt notwendig sei, einen kompetenten

Rutengänger zu beauftragen, um ihren Schlafplatz von dieser Rechtsdrehung zu befreien. Ich warnte sie vor teuren Entstörungsgeräten und empfahl ihr stattdessen dringend ihr Bett gemäß des Ratschlages des Rutengängers zu verschieben.

Zusätzlich sollte sie nachts entweder die Sicherungen herausdrehen oder die elektrische Geräte wegstellen und dabei mindestens einen Abstand von 1,20m (besser noch mehr) zum Kopf einhalten.

Sie hatte ihren Zahnarztbericht mitgebracht und es stellte sich tatsächlich der Verdacht heraus, dass sich beim Übergang zwischen 1.3er und 1.4er (Eckzahn) ein Herd befinden könnte, der sich bei meiner Testung bestätigte. Wir fingen deshalb sofort mit dem Herdsanierungsunterstützungsprogramm unter Aufsicht des Zahnarztes an.

(Siehe im Glossar Zahnherdsanierung)

Ich war neugierig geworden, warum die Programme bei der Patientin nicht so gut funktionierten und führte das Experiment mit der Blutdruck-ChipCard noch einmal in der Praxis durch, wobei der Blutdruck tatsächlich kaum sank. Daraufhin habe ich einfach die voreingestellte Intensität auf der Blutdruck-Chip-Card auf 0,3 Volt gesenkt und die Zeit auf neun Minuten verlängert. Daraufhin war die Wirkung wieder sehr beeindruckend, der Blutdruck hatte sich schon fast wieder normalisiert. Wir haben während des Termins auch die Elemente sowie die Blockaden erneut therapiert und die Ausleitung von Umweltgiften eingeleitet. Mit dieser neuen Einstellung der Geräte habe ich die Patientin sodann nach Hause entlassen.

Vier Wochen später kam sie extrem unglücklich zurück in die Praxis. Ursächlich dafür war eine Vielzahl von negativen Ereignissen, wie z.B. der bevorstehende Gerichtstermin im Zuge ihrer Scheidung, damit verbundene Streitigkeiten mit ihrem Ex-Mann sowie allgemeine Probleme in ihrem Geschäft, aufgrund derer sie zu nichts gekommen war. Das heißt, dass sie wieder keinen Rutengänger beauftragt hatte und lediglich die elektrischen Geräte weiter weggestellt hatte. Nicht einmal ihre Programme hatte sie regelmäßig durchgeführt, sodass ich nichts weiter machen konnte als die Werte nach zu testen, zu therapieren und ihr mit einem Augenzwinkern zu raten, die Schlafplatzsanierung endlich zu machen und ihre Programme wieder regelmäßig auszuführen, was sie mir dann auch fest versprach. Schlussendlich wollte sie ja auch gesund werden.

Die Patientin kam 5 Wochen später erneut und war dieses Mal deutlich erleichtert. Sie berichtete, dass der Rutengänger erst vor zwei Wochen bei ihr zuhause gewesen sei und dass sie tatsächlich, wie unsere Testung gezeigt hatte, auf einer rechts-drehenden Verwerfung geschlafen hatte. Neben der Neuposi-tionierung ihres Bettes hatte sie sich einen Netzfreischalter einbauen lassen, d.h. von nun an floss in ihrem Schlafzimmer nachts kein aktiver Wechselstrom mehr.

Zwei Tage später war sie völlig überrascht, da sich ihr Blutdruck bei der erneuten Anwendung des Diamond Shield Grund-programms mit der Regulation und der Blutdruck-ChipCard völlig normalisierte und bei den Messungen in den nächsten Tagen auch normal blieb. Dieser Umstand hatte sie sehr ermu-tigt auch hier kontinuierlich weiterzuarbeiten. Ich darf an dieser Stelle betonen, dass die Blutdruckproblematik nicht wieder in Erscheinung trat, sodass sie dieses BB-ChipCard-Programm wieder nach dem bestimmten Schema reduzierte bis sie es nur noch einmal die Woche ausführte und der Blutdruck konsant normal blieb.

Ansonsten war sie noch ein Jahr lang in Therapie bei uns. Diese Zeit haben wir benötigt, um den Zahnherd und den Stirn-höhlenherd zu sanieren, ihre Nahrungsmittelunverträglichkeit zu therapieren, ihren Darm zu sanieren sowie die Leber und Gallenblase von Umweltgiften zu befreien. Dieser Zeit-raum stellt eine ganz normale Behandlungsdauer dar. Erstaun-lich war aber in der Tat, dass der hohe Blutdruck nicht mehr zum Vorschein kam.

## Fazit:

Bei hohem Blutdruck ist die Regulation mit den Mikroströmen sehr effektiv. In diesem Fall lag die Blockade in der rechts-drehenden Verwerfung am Schlafplatz. Rechtsdrehend ist eine anregende Drehung, etwas das „hochpusht", was sich bei Patienten mit Allergien und autoaggressiven Krankheiten öfters findet. Was den Blutdruck betrifft, war dies ihre Blockade, die Regulation der anderen Symptome war erst nach der Darm- und Herdsanierung möglich.

Natürlich könnte man auch argumentieren, dass ihre Schei-dung ebenfalls eine Blockade darstellt und das ist sie sicherlich auch, mit all der damit verbundenen Negativität. Aber dadurch, dass die Patientin einen Großteil ihrer Gesundheit wieder-erlangte, war es wiederum sehr leicht, die emotionalen Blockaden im Rahmen einer speziellen Sitzung, die ich mit ihr durchführte, schlussendlich aufzulösen und in etwas Positives um zu wandeln.

## 3.3    Starke Symptome

Frau Z. aus Tübingen war 76 Jahre alt und hinsichtlich allgemeiner Symptome für ihr Alter sehr gesund. Sie litt kaum unter den üblichen Wehwehchen, die in den älteren Generationen eher gehäuft auftreten. Sie war lustig, bodenständig, hatte in ihrem Leben viel gearbeitet ohne zu murren und verfügte überdies über eine gesunde Einstellung zum Leben.

Als ich sie nach ihrem Blutdruck fragte, musste ich zweimal nachfragen, weil ich dachte mich verhört zu haben: Es war unglaublich, aber sie hatte tatsächlich einen Blutdruck von 220 zu 160. Ich dachte innerlich nur „oh mein Gott, wie kann man mit so einem Blutdruck herumlaufen?" Ihrer Meinung nach verursachte dieser auch einige Symptome wie Müdigkeit und Kopfschmerzen. Zumindest hatte sie darüber mit einer Freundin gesprochen, die sich ebenfalls für Naturheilkunde interessierte.

**Elemententestung:**

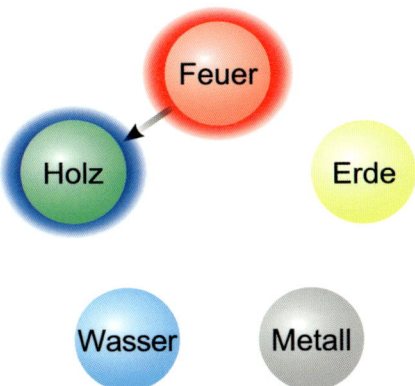

Die Elemententestung war insofern ergiebig, als das Feuerelement, das ja in sich auch Kreislauf und Herz beinhaltet, in einem Yang-Zustand war, das Holzelement in einem Yin-Zustand, was in ihrem Alter ein außergewöhnlich gutes Bild darstellt. Sie klagte außerdem über Einschlafstörungen und abermals führte ich das Experiment durch: Zuerst das **Diamond Shield Grundprogramm** „Regulation der Meridiane" und danach das Blutdruck-ChipCard-Programm.

Es war einer der drei eindruckvollsten Fälle, die wir in unserer Praxis mit dieser ChipCard je erlebt haben: Der Blutdruck ging tatsächlich auf 145 zu 90 runter, was wirklich die Überraschung des Tages darstellte. Ich darf hier hinzufügen, dass ein solches Ergebnis grundsätzlich nicht den Normalfall darstellt, aber dieses Beispiel zeigt dennoch, dass sich ein Versuch mit diesen Einstellungen auf jeden Fall immer lohnt.

An dieser Stelle darf ich auch sagen, dass wir bei dieser Patientin abgesehen von einer Regulation der Elemente und einer Entgiftung nicht viel unternommen haben. Sie war so zufrieden und auch überrascht über dieses Ergebnis, dass es nicht viel hinzuzufügen gab.

**Die Verordnung war**
- die übliche Entsäuerung mit Vegimanna 1x täglich ein halber Teelöffel.

Im Inneren Milieu hatte bei ihr der nitrosative Stress, d.h. die Nitrosamine stark getestet, woraufhin ich eine Behandlung der Schimmelpilze, der Aspergillen vorschlug. Aspergillen sind bei vielen Erkrankungen ein Problem bzw. ein Schimmelpilz, den man bei zunehmendem Alter häufig antrifft, sodass er fast schon normal ist und damit aber auch gut in den Griff zu bekommen ist.

Ich verordnete der Patientin also außerdem das
- **Diamond Shield Grundprogramm** und das Programm der BB-ChipCard (Blutdruck),
- das Gewürznelkenöl, 2x 3 Tropfen täglich, um die Schimmelpilze zu bekämpfen,
- prophylaktisch ein Mannayan Flor, 1x 1Kapsel täglich, um die Darmflora geringfügig zu aktivieren,
- Samento, 2x 8 Tropfen täglich. Samento wirkt bei gewissen Viren, Clostridien und vor allem bei Aspergillen meiner Erfahrung nach sehr gut.

Mehr wollte ich im Rahmen der Therapie erst einmal nicht unternehmen.

Frau Z. kam erst drei Monate später, da sich die lange Fahrt zu meiner Praxis für sie sehr anstrengend gestaltete. Einerseits war sie mit den Ergebnissen sehr zufrieden, da sie schließlich das ganze Programm durchgeführt hatte, andererseits musste sie dieses jedoch immer öfters durchführen, um eine gleichbleibende Wirkung zu gewährleisten. Wenn sie ihre Programme auch nur zwei oder drei Tage nicht durchführte, stieg der Blutdruck wieder enorm an. Meine Testung ergab, dass hier die Aspergillen, d.h. die Schimmelpilzbelastung noch sehr hoch war, und so vermutete ich, dass dies die Blockade darstellte. Auch ihre Einschlafstörungen hatten sich nicht wesentlich verbessert. Nachdem sie sich mit dem Diamond Shield Zapper bereits bestens auskannte, sollte sie zusätzlich zum bekannten Programm vor dem Schlafengehen das Wohlfühlprogramm durchführen (das Wohlfühlprogramm ist eigentlich ein Einschlafprogramm).

Ich verschrieb ihr zusätzlich Calcium/Magnesium zur Entspannung am Abend. Ich erhöhte die Dosis des Gewürznelkenöles, an dessen unangenehmen Geschmack sie sich bereits gewöhnt hatte, auf 2 x 6 Tropfen täglich, das Samento auf 2 x 12 Tropfen täglich. Zusätzlich bekam sie noch die ASP- (Aspergillus-) ChipCard und die spezielle IM- (Immun-Modulation-) ChipCard, welche die spezifische Abwehr gegen alle Erreger und Eindringlinge anregt und damit zu unseren effektivsten ChipCards zählt.

Der nächste Termin war zweieinhalb Monat später und diesmal war das Ergebnis beeindruckend. Die Blutdruckwerte hatten gehalten, sodass sie nach und nach die Anwendung der Blutdruck-ChipCard auf zweimal wöchentlich reduzieren konnte. Auch das **Diamond Shield Grundprogramm** wurde nur noch jeden zweiten Tag durchgeführt. Das Programm mit der Aspergillus-ChipCard sowie der Immun-Modulation-ChipCard wurde noch täglich angewandt. Da die Patientin die verordneten Mittel gewissenhaft eingenommen hatte, war die Anzahl der Aspergillen bei meiner Nachtestung stark gesunken. Ich habe es des Öfteren erlebt, dass Aspergillen eine Therapieblockade darstellen, gerade in Zusammenhang mit hohem Blutdruck, und selbst bei anderen Symptomen, an die man üblicherweise nicht denkt.

### Diskussion:
Einen Versuch mit Aspergillen und Schimmelpilzen durchzuführen, ist es – gerade bei erhöhtem Blutdruck – wert, weil Aspergillen, wie uns Dunkelfeld-Therapeuten ja anschaulich erläutern, das gesamte Innere Milieu des Menschen durcheinander bringen können. Sie sind ein Ergebnis der Nitrosamine, also Eiweißfäulnisse, die sich in den Zellen befinden und daher

ist es von großer Bedeutung das Vegimanna, das unter anderem genau dafür entwickelt wurde, mindestens ein halbes Jahr lang konsequent einzunehmen.

## Ergebnis:

Diese Patientin hat ihren hohen Blutdruck durch die beschriebenen einfachen Anwendungen vollständig in den Griff bekommen.

## 3.4    Sehr starke Symptome

Ich möchte noch einen Fall schildern, bei dem der hohe Blutdruck anfangs auch nicht in den Griff zu bekommen war, bis der Patient dann aus eigenem Antrieb eine Leberreinigung durchführte.

Nachdem er sie am Wochenende gemacht hatte, waren sämtliche einfache Maßnahmen wie die Regulation mit dem **Diamond Shield Grundprogramm** und der Blutdruckchipcard eine Woche lang erfolgreich, bevor dann der Blutdruck allmählich wieder anstieg. Dieser Patient war hochmotiviert und ließ es sich nicht nehmen, alle zwei Wochen eine Leberreinigung zu machen. Mit jeder Leberreinigung waren die Abstände, in denen der Blutdruck hielt, länger geworden, allerdings musste er ca. acht bis neun Leberreinigungen durchführen, bis zweimal hintereinander nichts mehr herauskam. Erst als diese zweimal durchgeführt waren, hielt sich auch der Blutdruck in einem akzeptablen Bereich (siehe im Glossar: Leberreinigung und wie sie durchzuführen ist).

In diesem Fall kann man eindeutig sagen, dass die Verstopfung der Leber und der Lebergänge die Blockade darstellte. Da sicherlich das ganze venöse System über die Vena cava in die Leber zurückfließen muss und das ganze Lymphsystem ins venöse System, führt eine Verstopfung der Leber ähnlich wie bei der Hausinstallation zu einem Rückstau, der dann im Gewebe zum Rückstau im Abflusssystem, dem Lymphsystem und schlussendlich in den Kapillaren und zum erhöhten Blutdruck führt.

### Diskussion:

Eine der Blockaden für hohen Blutdruck kann also auch die Leber sein und es lohnt sich in diesem Fall, die Leberreinigung regelmäßig durchzuführen.

## Abschließende Diskussion bei hohem Blutdruck:

Ich möchte an dieser Stelle vollständigkeitshalber betonen, dass sich hoher Blutdruck einerseits sehr leicht behandeln lässt, wir jedoch andererseits auch etliche Fälle hatten, an denen wir uns die Zähne ausgebissen haben. Dies hing nicht zuletzt immer mit autoaggressiven Autoimmunprozessen zusammen, Nahrungsmittelallergien, diversen Zuständen bei Patienten, die durch jahrelangen Konsum chemischer Tabletten hervorgerufen wurden, sowie Candidabelastungen, Aspergillen- und Schimmelpilzbelastungen, die so tief im Körpersystem lokalisiert waren, dass es bis zu zwei Jahre dauerte, bis all diese Belastungen aus dem Körper ausgeleitet waren und der Blutdruck sich dann allmählich regulieren ließ. In so einem Fall gehört man natürlich in eine ganzheitliche Regulationstherapie, da die Grenzen der Selbsthilfe ansonsten eindeutig überschritten werden.

## Zusammenfassung:
- **Diamond Shield Grundprogramm** 1x tägl.
- Wohlfühl- oder Entspannungsprogramm 1x tägl.
- anschließend Erdung
- BB (Blutdruck-Bremse) ChipCard

Bei Schimmelpilzbelastung
- Gewürznelkenöl, 2x 3 Tropfen tägl.
- Samento, 2x 6 Tropfen tägl.
- Vegimanna, 1x 1 Teel. tägl. mit viel Wasser

Bei Leberblockade:
- Große Leberreinigung

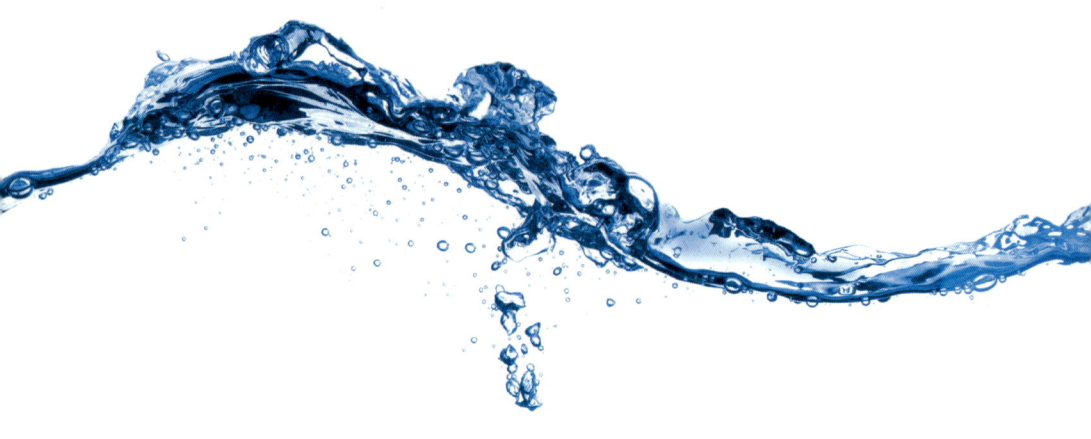

# 4  ALLERGIE

## 4.1  Leichte Symtome

**Geschichte:**

Ein junger Mann aus München, ein 22-jähriger Medizinstudent, kam eines Tages zu mir in die Praxis und klagte über akuten Heuschnupfen, der bezeichnenderweise stets im Frühjahr zum Ausbruch kam, da der Pollenflug zu dieser Zeit entsprechend hoch war. Insgesamt wies er alle klassischen Symptome eines Heuschnupfens auf.

Nachdem er Student war und nicht über ausreichende finanzielle Mittel verfügte, war es ihm nicht möglich eine aufwändige Therapie bei uns in der Praxis durchführen zu lassen. Aus diesem Grund riet ich ihm zur Flucht nach vorne, das heißt eine einmalige Investition in Höhe von ca. 300 Euro in einen Diamond Shield Zapper IE zu tätigen, um sich im Rahmen der Selbsthilfetherapie selbst behandeln zu können.

Er las das Buch „Sanftes Heilen", einen ausführlichen Ratgeber für die Anwendung der Elektrofrequenztherapie und erklärte sich daraufhin einverstanden bzw. war er ganz begeistert und regelrecht begierig darauf, eine solche Art der Therapie auszuprobieren.

Ich testete sodann bei ihm aus, dass es in seinem Fall günstig wäre, neben der von mir für diesen Zweck entwickelten Allergie-ChipCard zusätzlich das Diamond Shield Grundprogramm selbst täglich durchzuführen. Außerdem sollte er sich täglich 50 Minuten lang erden und ca. 3 - 4mal pro Woche das Entspannungsprogramm durchführen. Aus Kostengründen verzichtete ich erst einmal auf die übliche Darmsanierung und sonstige Nahrungsergänzungsmittel, die hier regulierend hätten einwirken können.

**Verordnung:**
- Diamond Shield Grundprogramm, 1x täglich
- Allergie ChipCard, 1x täglich
- Erdung: 1x täglich 50 Minuten
- Entspannungsprogramm, 3 bis 4mal die Woche

Der Patient rief mich einige Wochen später an und berichtete mir, dass sich seine akuten Beschwerden augenblicklich besserten, sobald er die von mir verordneten Programme anwandte. Da er nach 3 bis 4 Tagen der Anwendung unter keinerlei Symptomen mehr litt, fing er jedoch an die Therapie zu vernachlässigen, was er nur einige Tage später beim nächsten Pollenflug mit einem starken Wiederauftreten seiner Symptome bezahlen musste. Er begann erfreulicherweise wieder mit der Therapie und blieb dieses Mal wie besprochen dabei, diese mindestens sechs Wochen am Stück konsequent durchzuführen.

Bei unserem nächsten Gespräch erzählte er mir daraufhin, dass seine Symptome enorm nachgelassen hätten und nahezu nicht mehr aufgetreten sind. Wenn er doch an dem einen oder anderen Tag den Anflug von Symptomen verspürte, ließ er aus eigener Initiative das Programm der Allergie-ChipCard ein zweites Mal ablaufen, wodurch sich die Symptome dann voll ständig klärten.

Er war mehr als zufrieden mit den Ergebnissen und darüber hinaus empfand er die Erdung als sehr angenehm und entlastend, wie er selbst berichtete. Selbst sein Schlaf hatte sich im Zuge der Therapie etwas gebessert. Durch das Entspannungsprogramm selbst fühlte er sich ausgeglichener und fitter und er meinte sogar, dass sich seine Konzentration beim Lernen etwas gebessert hatte.

## Analyse:

Manchmal können selbst die schwersten Symptome, die selbst mit zahlreichen Versuchen wie z.B. Desensibilisierungstherapien nicht geheilt werden konnten, mit einer einfachen Anwendung durch den Diamond Shield Zapper IE gemildert oder sogar gänzlich in Schach gehalten werden. Da die Konzeption der Allergie-ChipCard schließlich auf dem Prinzip basiert, die Überreaktion der energetischen Kontrollebene des Körpers zu dämpfen, ist es naheliegend und nicht etwa verwunderlich, dass diese gerade in akuten Fällen von Allergien sogar sehr wirksam sein kann.

### Geschichte:

Eine 32-jährige Patientin aus Buchloe kam zu mir in die Praxis. Sie litt unter sehr vielen Allergien, die sich zu ihrem Leidwesen im Laufe der Jahre vermehrt hatten. Im Rahmen der Anamnese erzählte sie mir, dass sie auf einem Bauernhof aufgewachsen sei und somit in ihrer Kindheit sehr viel Kontakt mit den verschiedensten Tieren hatte. Dieser Umstand legte natürlich den Verdacht auf eine parasitäre Belastung nahe: Es existieren zwei Parasiten, der Fasciola hepatica und der Clonorchis sinensis, die wir dringend im Verdacht haben bei der Entstehung von Allergien mitverantwortlich zu sein. Als dritter im Bunde darf der Spulwurm natürlich nicht unerwähnt bleiben und selbst andere Nematoden verfestigen dieses Bild.

Im Grunde genommen handelt es sich bei einer Allergie um eine Überforderung des gesamten Körpers durch vielfältige Belastungsfaktoren: Oftmals handelt es sich hierbei um eine Candidabelastung sowie eine Schimmelpilzbelastung, und selbst ein unvorteilhaft gestalteter Schlafplatz kann dazu führen, dass der Körper früher oder später nicht mehr in der Lage ist, all die anfallenden Toxine zu kompensieren.

Ähnlich verhält es sich, wenn Sie in nahezu allen Lebensbereichen Stress ausgesetzt sind, d.h. in privater, psychischer, beruflicher, sozialer und physischer Hinsicht: Wo Sie die Regulation des Stresspegels in einem Bereich durchaus noch bewerkstelligen können, ist dies auf allen Ebenen gleichzeitig einfach nicht möglich, sodass es langfristig zur Ausbildung von Symptomen kommen wird.

Bei der Patientin handelte es sich um eine enorm breite Palette von Symptomen: Angefangen bei Heuschnupfen über die klassischen Symptome der Nahrungsmittelallergien und Nahrungsmittelunverträglichkeiten bis hin zu Kontaktallergien und Medikamentenunverträglichkeiten.

Vor diesem Hintergrund sind vor allem die Theorien von Dr. Schumacher, nach denen wir schon seit über 20 Jahren arbeiten, von großem Interesse. Dr. Schumacher hatte die Entdeckung gemacht, dass hinter einer beträchtlichen Anzahl von Allergien oftmals nur 2 oder 3 versteckte latente Nahrungsmittelallergien stehen.
Der Körper ist tagtäglich mit diesen konfrontiert und befindet sich dadurch unentwegt in einer „gestressten" Reaktionslage. Sobald dann eine weitere geringfügige Belastung hinzukommt, wie beispielsweise ein saisonal auftretender Pollenflug oder der Kontakt mit einem Stoff, produziert der Körper die allergischen Symptome selbst. Entsprechend meinen Testungen war dies auch bei der Patientin der Fall: Es testeten tatsächlich diverse Nahrungsmittelallergien, darunter vor allem „Klassiker" wie Kuhmilch, Weizen, Schweinefleisch, Nüsse und Hefe.

Da die Patientin drei Kinder zu versorgen hatte, gestaltete sich ein regelmäßiger Besuch in meiner Praxis weniger aus finanziellen denn aus zeitlichen Gründen schwierig. Aus diesem Grund war sie von der Möglichkeit, ihre gesundheitlichen Beschwerden mit dem Diamond Shield Zapper IE und der Allergie-ChipCard zu Hause selbst zu therapieren, mehr als angetan. Wir vereinbarten, dass sie lediglich alle vier Wochen zur Kontrolle in die Praxis kommen sollte. Bevor ich die Patientin entließ, empfahl ich ihr zudem dringend eine strikte Kuhmilch-, Weizen- und Schweinefleischkarenz einzuhalten, in die sie auch sofort einwilligte. Wie besprochen, erschien die Patientin vier Wochen später zur Nachtestung und berichtete, dass sie die Allergie-ChipCard wie von mir empfohlen täglich angewandt hatte. Zusätzlich blieb sie auch jeden Tag geerdet und führte das Diamond Shield Programm jeden zweiten Tag sowie das Wohlfühlprogramm jeden Abend zur Entspannung nach einem anstrengenden Tag als Teilzeitbeschäftigte und Mutter dreier Kinder, durch.

All diese Maßnahmen taten ihr sehr gut, sodass sie sich viel besser und energetisch aufgebaut fühlte, wie sie sagte. Nichtsdestotrotz hatten sich ihre Allergien in keinster Weise gebessert. Eine Nachtestung der Nahrungsmittel ergab auch hier, dass sämtliche Nahrungsmittel nach wie vor testeten. Auf meine Frage hin, ob Sie die Diät auch konsequent eingehalten hätte, gab sie zu, dass sie dies anfangs zwar sehr strikt getan hätte, sich jedoch im Laufe der Zeit, ca. nach drei Wochen, kleine Ausnahmesituationen ergeben hätten. Aus unserer Erfahrung wissen wir, dass solche „Ausnahmen" für die beschriebene Art von Therapie kontraproduktiv ist, da für deren Erfolg Karenzeinhaltung ein wesentliches Element darstellt.

Da es der Patientin nicht möglich war, öfters in die Praxis zu kommen und die eben angesprochene Problematik mit der Länge der Karenz erschwerend hinzu kam, entschloss ich mich, ihr eine überaus einfache Methode vorzustellen.
Bei dieser Methode werden all jene Substanzen, auf die der Betroffene allergisch reagiert, in ein dünnes Glas gegeben. Im Falle der Patientin wären dies beispielsweise ein paar Tropfen Milch und etwas Weizenmehl in einem zweiten Glas. Im Anschluss daran legt sich der Patient idealerweise hin, um sodann das gefüllte Glas 2 bis 3 Zentimeter unterhalb seines Bauchnabels auf die nackte Haut zu stellen.

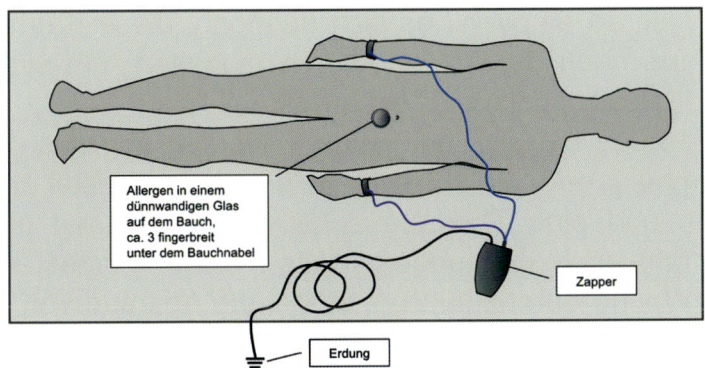

Allergen in einem
dünnwandigen Glas
auf dem Bauch,
ca. 3 fingerbreit
unter dem Bauchnabel

Zapper

Erdung

In dieser Position lässt er einfach das **Diamond Shield-Grundprogramm**, welches alle Meridiane nach und nach ausgleicht, ablaufen. Das war's schon!

Die Methode ist wirklich denkbar einfach, d.h. es handelt sich um ein sehr einfaches Hausrezept, das man hier anwenden kann.

Eine andere Möglichkeit der Behandlung, die manchmal je nach Patiententypus erfolgversprechender wirkt, ist statt des **Diamond Shield Grundprogramms** die sogenannte FvE-ChipCard. Diese sollte erfahrungsgemäß 7 bis 9 Minuten lang bei 2,2 Volt ablaufen.

Meine Erfahrung hat gezeigt, dass eine Kombination beider Methoden zu den besten Ergebnissen führt. Hierbei gilt es zu beachten, dass jedes einzelne Nahrungsmittel jeweils mit dem Diamond Shield Programm **UND** der FvE-ChipCard behandelt werden muss. Konkret bedeutet dies, dass beispielsweise Kuhmilch zuerst mit dem Diamond Shield Programm und im Anschluss daran sieben Minuten lang mit der FvE-ChipCard „behandelt" wird. Daraufhin wird das Weizenmehl behandelt, zuerst mit dem Diamond Shield Programm und danach mit der FvE-ChipCard, usw. Auch wenn der Verzicht auf die entsprechenden Nahrungsmittel nicht maßgeblich für den Erfolg der Therapie ist, so empfiehlt es sich dennoch, diese Karenz auch einige Tage nach der Anwendung einzuhalten, um sicher zu stellen, dass der positive Effekt anhält.

Diese Methode hat sich bei vielen Patienten überaus bewährt, vor allem bei jenen, die auf sehr viele Nahrungsmittel allergisch reagieren und eine Therapie zuhause durchführen möchten. Ich empfahl auch der jungen Mutter, diese mindestens zwei Mal pro Woche durchzuführen, wobei ein Abstand von drei bis vier Tagen zwischen den einzelnen Behandlungen durchaus akzeptabel ist, solange die Nahrungsmittelkarenz eingehalten wird.

Ergänzend hatte ich der Patientin auch Mannayan Flor, Mannayan Cand+ zur Darmflorasanierung, als auch Bitterstern zur Ausleitung der Umweltgifte verschrieben. Darüber hinaus erhielt sie Vegimanna zur Entsäuerung sowie das Mannayan Detox+, 1x 1 Tablette täglich, um die Umweltgiftlast zu reduzieren.

**Verordnung:**
- Mannayan Flor, 1x 1 Kapsel, früh morgens
- Mannayan Cand+, 1x 1 Kapsel, früh morgens
- Bitterstern, 2x 8 Tropfen täglich
- Vegimanna, 1x 1 Teel. in 1 Glas warmem Wasser
- Mannayan Detox+, 1x 1 Tabl. täglich

Die Patientin kam vier Wochen später wieder in die Praxis und berichtete, dass sich ihr Wohlbefinden enorm gesteigert hätte und alle Symptome verschwunden waren. Sie konnte die Allergien tatsächlich nicht mehr spüren, obwohl sie diese – wie sie es formulierte – nicht provozieren wollte, d.h. sie wollte beispielsweise kein für sie unverträgliches Nickel anlegen und auch gewisse Konservierungsmittel vermeiden, von denen sie wusste, dass sie auf diese stark reagieren würde. Zusammenfassend hatte sie den Eindruck, dass sämtliche Allergien im Grunde genommen nicht mehr vorhanden waren. Auch eine Nachtestung bestätigte, dass tatsächlich alle Nahrungsmittelallergien nicht mehr getestet haben und somit die Therapie ein voller Erfolg war.

Ich riet ihr dennoch dazu, die Behandlung einige Wochen lang fortzuführen und vor allem die Nahrungsergänzungsmittel, die ich ihr verschrieben hatte 2 bis 3 Monate weiter- hin einzunehmen, um sicher zu stellen, dass der Therapie- erfolg auch anhält. Außerdem riet ich ihr im Falle wiederkehrender Symptome diese Therapie mit dem Diamond Shield Programm sofort wieder durchzuführen, da sie ja schließlich ihr eigenes Gerät hatte. Zudem wies ich sie darauf hin, sich sofort in der Praxis zu melden, bevor sich die Symptome wieder vollständig ausgeprägt hätten.

## Fazit:

Nahrungsmittelallergien lassen sich mit dieser Methode sehr erfolgreich behandeln und eigentlich sollte es für jeden Allergiker ein Muss sein, eine solche Selbsthilfetherapie zu Hause durchführen zu können. Selbst Heuschnupfen-allergikern ist mit dieser Kombination aus Allergie-ChipCard und der Anwendung des Diamond Shield Programms sowie der FvE-ChipCard mit dem Allergen auf dem Bauch meistens entsprechend gut geholfen.

Alle Nahrungsmittelallergiker:
Behandelt eure Allergie selbst 2x wöchentlich

**Geschichte:**

Ein 27-jähriger Patient aus Österreich kam eines Nachmittags zu mir in die Praxis. Er hatte eine sehr zarte Konstitution und ein sensibles Gemüt. Zudem war er hochintelligent und verbrachte viel Zeit am Computer, da er beruflich als Programmierer arbeitete. Da er auch seine Freizeit nahezu ausschließlich am Computer verbrachte, hatte er kaum Bewegung und Ausgleich. Es handelte sich eindeutig um jene Art von Patienten, die nur zufällig entdecken, dass sie auch einen Körper besitzen.

Auch hier zeigte die Testung, dass er alle klassischen Nahrungsmittelallergien hatte. Er litt unter Ekzemen und Neurodermitisähnlichen Hautausschlägen, die wir vor allem im Zusammenhang mit Nahrungsmittelallergien so häufig antreffen. Da zum damaligen Zeitpunkt die akute Pollenflugzeit war, litt er zudem unter starken Heuschnupfensymptomen. Ich fand außerdem heraus, dass seine parasitäre Belastung sehr hoch war. Eine genauere Anamnese ergab sodann, dass er als Kind  nicht unter Allergien gelitten hatte. Diese bildeten sich erst nach einer ausgedehnten Auslandsreise, einer Art Weltreise, wie man sie gerne in der Jugend macht, aus. Er musste damals in Vietnam mit hohem Fieber in ein Krankenhaus eingeliefert werden und erhielt dort ein hoch dosiertes Antibiotikum verabreicht, dessen Namen er selbstverständlich nicht  mehr wusste.

Er war äußerst geschwächt nach Deutschland zurückgekehrt, und von da an hatten sich seine Allergien bemerkbar gemacht.

Dies korrelierte auch mit meinen Testungen. Bei diesem Patienten testeten klassischerweise die Nahrungsmittelallergien auf Kuhmilch, Weizen und Hühnerei und darüber hinaus Parasiten und Salmonellen als Hintergrundbelastung. Zudem stellte sich heraus, dass er unter einer Candidabelastung litt.

Da der Patient aus Österreich kam, hoffte ich natürlich, ihm eine langwierige und reiseintensive Therapie in meiner Praxis ersparen zu können. Nachdem er schon vom Zapper gehört hatte und auch die Clark-Bücher gelesen hatte, war es nicht schwierig ihn davon zu überzeugen, dass die Investition in ein kleines Gerät günstiger für ihn wäre als alle zwei Wochen nach München zu fahren.

Ich habe ihm die Allergie-ChipCard verschrieben und ihm verordnet, diese alle zwei Tage zu verwenden als auch das **Diamond Shield Grundprogramm** mit Erdung täglich für mindestens 50 Minuten. Überdies sollte er dann alle vier Tage die entsprechenden Nahrungsmittel nacheinander in einem dünnen Glas auf den Bauch legen und daraufhin jeweils das Diamond Shield Programm und das FvE-Programm ablaufen lassen. Außerdem sollte er die EG-ChipCard (4 Egel), jeden zweiten Tag durchlaufen lassen, in der die beiden Hauptegel, die Allergien verursachen, enthalten sind. Ergänzend habe ich dem Patienten eine Darmsanierung verschrieben: Mit Mannayan Flor und Mannayan Cand+, Bitterstern 2x 8 Tropfen täglich für die Entgiftung und Vegimanna zur Entsäuerung und Entgiftung täglich einen Teelöffel mit lauwarmen Wasser.

Auch dieser Patient kam 6 Wochen später wieder zu mir und war sichtlich erfreut, da sich vieles zum Positiven entwickelt hatte. Eine Vielzahl von Symptomen hatte nachgelassen, vor allem sein Unwohlsein, seine Kopfschmerzen, seine Bauch-beschwerden, seine Blähungen, sogar seine chronische Müdigkeit hatte sich verbessert.

Zu meinem Erstaunen hatte sich sein Heuschnupfen jedoch nur geringfügig gebessert, und da noch die Frühjahrszeit war, litt er an manchen Tagen noch extrem darunter. Aufgrund der Tatsache, dass er offensichtlich auf extrem viele unter-schiedliche Pollen und Gräser reagierte, griff ich auf einen altbekannten einfachen Trick zurück: Ich riet ihm – noch zusätzlich zu der vereinbarten Anwendung mit den Nahrungs-mittelallergenen – den Staub an der Außenseite seines Fensters mit einem Taschentuch abzuwischen und den Inhalt in ein kleines Glas mit Verschluss zu geben.

Alternativ hätte er das Gemisch, das alle Pollen enthielt, auf die er aktuell reagierte, und die sich über Tage und Wochen an seinem Fenster angesammelt hatten, auch mit einem feinen Pinsel abtragen können. Dann sollte er genauso verfahren wie schon zuvor mit den Nahrungsmitteln: Er sollte das gefüllte Glas unterhalb des Bauchnabels auf das untere Energiezentrum legen und sowohl das Diamond Shield Grundprogramm als auch das FvE-Programm ablaufen lassen.

Zusätzlich sollte er die Allergie-ChipCard anwenden. Das hielt er auch konsequent durch und sechs Wochen später berichtete er, dass seine Heuschnupfensymptome bereits nach der ersten Anwendung um 90 Prozent zurückgegangen waren und diese sich von da an stets weiter gebessert hatten. Er kam erneut sechs Wochen später zu einer letzten Testung in die Praxis und konnte dann praktisch symptomfrei mit diesen einfachen Anwendungen entlassen werden, wie immer mit der Empfehlung, die Präparate noch 2 bis 3 Monate weiter einzunehmen.

## Fazit:

Diese einfache Methode könnte die Lösung für Millionen von Heuschnupfenallergikern sein, um ihre Überreaktion auf den saisonalen Pollenflug überaus effektiv und einfach zu lindern. Man benötigt hierfür – wie bereits erläutert – lediglich die verschiedenen Originalsubstanzen, die unter den Bauchnabel gelegt werden, und einen Diamond Shield Zapper IE.

---

Alle Heuschnupfen-Allergiker:
Therapiert euch mit den Pollenproben
selbst 2x wöchentlich

---

## Diskussion:

Ich habe in den genannten Fällen mit Absicht vermieden, das umfassende Thema der Candidabelastung anzugehen. Diesbezüglich muss natürlich betont werden, dass eine solche Belastung im Kontext von Allergien eine gewichtige Rolle spielt und sehr häufig eine vollständige Therapieblockade bei Allergien darstellen kann.

Hierfür existiert eine Candida-ChipCard, die vier Programme beinhaltet, wovon jedes an einem Tag verwendet werden sollte. Obwohl ich es nicht ausschließen möchte, dass ein Patient im Rahmen der Selbsthilfe seinen Candida besiegen kann, ist ein solches Unterfangen erfahrungsgemäß äußerst schwierig ohne die Hilfe eines sehr erfahrenen Therapeuten. Bekanntermaßen muss die Candidadiät während einer Therapie sehr konsequent eingehalten werden bis die letzten Candida-Sporen im Körper ausgemerzt sind. Dieser Prozess dauert meiner Erfahrung nach mindestens 3 bis 8 Monate (Dies steht im Widerspruch zu den Aussagen vieler Therapeuten, die behaupten, dass bereits nach 4 bis 6 Wochen kein Candida mehr vorhanden sei, wodurch sich der Candida immer wieder zurück meldet und diese Therapieform folglich als unwirksam fallen gelassen wird).

Sollte Ihre Allergietherapie im Rahmen der Selbsthilfe nicht funktionieren, so ist es sehr wahrscheinlich, dass Candida und manchmal auch Schimmelpilze die Regulation des Körpers blockieren und dem Körper somit nicht erlauben in die Regulation zurückzukehren. Da Candidas erstaunlich viele Neurotoxine und andere Toxine produzieren, müssen Sie sich in einem solchen Fall unbedingt in die Hände eines erfahrenen Therapeuten begeben. Selbstverständlich steht Ihnen offen, zuvor einen Versuch in Eigenregie mit der Candida-ChipCard sowie der Candidadiät vorzunehmen.

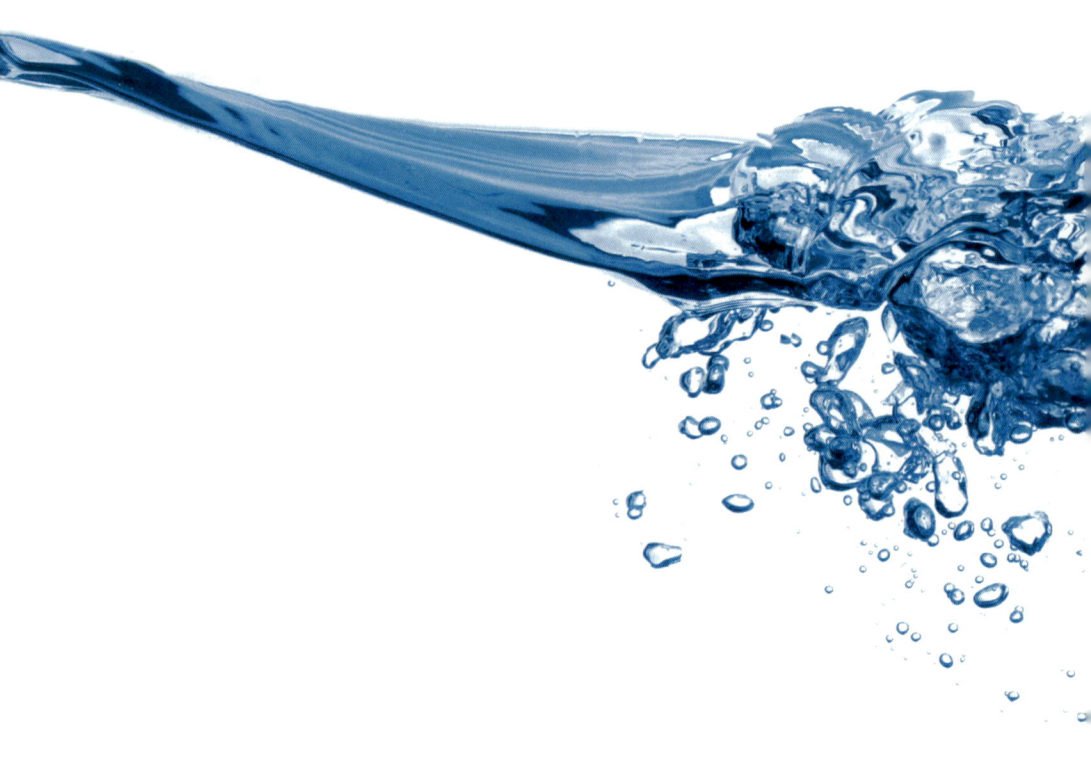

# 5  MENSTRUATIONSBESCHWERDEN

So seltsam es klingt, gehören Periodenschmerzen tatsächlich in den Bereich der Regulationstherapie. Seltsam deshalb, weil sich schon Generationen von Therapeuten beim Versuch, diese Beschwerden in Ordnung zu bekommen, die Zähne aus-gebissen haben und letzten Endes die gängige Behand-lungsmethode nach wie vor in der Einnahme der Verhüt-ungspille besteht. Erfreulicherweise wehren sich immer mehr junge Frauen gegen diesen Eingriff in ihr Hormonsystem. Da ich davon ausgehe, dass die Nebenwirkungen und Nachteile der Pilleneinnahme hinlänglich bekannt sind, werde ich an dieser Stelle nicht erneut über diese referieren.

Schmerzen sind ja sehr oft ein Signal des Körpers, das uns darauf aufmerksam machen soll, dass etwas nicht stimmt, d.h. etwas, worauf er mit Krämpfen und Schmerz reagiert. Ich habe bereits im Jahre 1996 entdeckt, dass fast 90% der Periodenschmerzen, vor allem jene die bereits in jungen Jahren beim Einsetzen der Periode als Begleiterscheinung auftreten, im Zusammenhang mit Parasiten (siehe Glossar Nematoden) stehen.

Insbesondere den so genannten Enterobius vermicularis – den klassischen Kindermadenwurm – tragen viele junge Frauen wahrscheinlich schon seit ihrer Kindheit in sich, wobei manchmal auch Trichinen, Ascariden und andere Parasiten als Begleiterscheinung anzutreffen sind. Ich kann mich an Dutzende von „geheilten" Fällen erinnern, die eben diese Theorie beweisen.

## 5.1    Leichte Symtome

**Geschichte:**

Frau A., eine 18-jährige junge Frau, kam in die Praxis und erzählte mir, dass sie seit dem Einsetzen ihrer Periode im Alter von 12 Jahren während ihrer Menstruation unter unglaublich starken Schmerzen zu leiden hatte. Sie sei die ersten drei Tage nicht ansprechbar, da die Krämpfe und Schmerzen so stark seien. Ab dem vierten Tag würden die Krämpfe zwar etwas nachlassen, die Schmerzen würden aber dennoch unerträglich bleiben. Andere Symptome unter denen sie litt, wie z.B. eine Milchallergie oder Hautunreinheiten interessierten sie im Grunde wenig.

Nichtsdestotrotz machte ich die übliche Elemententestung, um eine Behandlungsstrategie entwickeln zu können. Wie erwartet hat das Feuerelement getestet, allerdings in einem Yin-, also einem Erschöpfungszustand, was zwar etwas erstaunlich war, jedoch mit einer Erschöpfung des hormonellen Systems erklärt werden konnte.

**Elementententestung:**

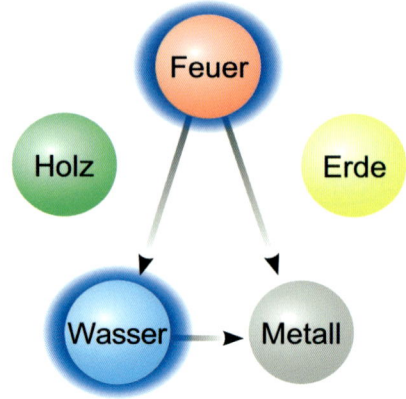

Das Innere Milieu ergab eine starke Formaldehyd- und Chlorbelastung, sowie OPT (Ortho phospho tyrosin), was auf eine starke parasitäre Belastung im Bereich der Hormone hindeutete. Bei der Patientin handelte es sich um eine entfernte Verwandte von mir, die nicht ständig in die Praxis kommen konnte, da sie aus der Ulmer Gegend stammte.

## Empfehlung:
Also empfahl ich ihr
- die Regulation mit dem **Diamond Shield Grund-programm** mit der Entladung zu versuchen,
- die Parasiten/Nematoden-ChipCard täglich zu verwenden
- und eine Papainkur durchzuführen.
  Die Papainkur ist unsere Hauptwaffe bei parasitären Belastungen (siehe Glossar für die exakte Anwendung).
- Bittermittel, um die Umweltgifte im Inneren Milieu zu regulieren. Da die Testung nicht so ergiebig war und die Frau noch sehr jung war, wollte ich erst einmal nicht zu viel unternehmen.
- Vegimanna, um eine allgemeine Entgiftung und Entsäuerung zu erreichen, schien mir noch sinnvoll.

Die Papainkur sollte sie erst einmal 5 Tage lang zwischen den Perioden anwenden, d. h. 10 Tage vor der Periode, dann die Periode abwarten, um zu sehen, wie sie wirken würde, und anschließend gleich wieder 2 Tage jede Woche.
Die Patientin führte alle Anweisungen sorgfältig durch. Wir einigten uns darauf, dass sie erst nach ihrer Periode, also vier Wochen später, ungefähr zum gleichen Zeitpunkt während des Monats wieder in die Praxis kommen sollte. Es war wieder einer dieser tollen Momente in unserer Praxis, als diese junge

Frau strahlend zu uns kam und erzählte, dass ihre Schmerzen um 80% besser geworden seien, was sie selbst kaum fassen konnte. Ich testete die Parasiten nach und sah, dass sie in den Werten tatsächlich ungefähr um die Hälfte gesunken waren. Deshalb empfahl ich ihr dringend, die Kuren zu wiederholen und diese nicht abzubrechen Aus Erfahrung wusste ich, dass die Parasiten anderenfalls wieder zurückkommen würden.

Eine weitere Empfehlung lag darin, alle Narben, die sie hatte, beim Auftreten von Schmerzen mit der BiBlo-ChipCard zu entstören. Zudem sollte sie die Lateralitätsstörung behandeln. Nachdem sie alle Maßnahmen sorgfältig durchgeführt hatte, ließ sie das Diamond Shield Grundprogramm 3 bis 5mal hintereinander ablaufen, bis die Regulation der Meridiane einsetzte.

Vier Wochen später kam sie wieder und berichtete, dass die letzte Periode um weitere 10% besser verlaufen war, d.h. dass sie kaum noch Schmerzen hatte. Sie hatte aus Spaß und weil sie gerade Zeit hatte die Narben mit dem **Diamond Shield Grundprogramm** und der BiBlo-ChipCard entstört und deutlich verspürt, dass selbst hier die Wirkung positiv war.

Ich testete nach und sah, dass sich die Werte der Parasiten (Nematoden: Kindermadenwurm) weiter gebessert hatten, empfahl ihr aber dennoch, die verordneten Kuren für einen langfristigen Erfolg weiterzuführen. Sie sollte diese zwei Tage pro Woche beibehalten, da Parasiten sehr hartnäckig sind.

Insgesamt dauerte es ganze vier Monate, bis wir die Parasiten auf null gesenkt hatten und das obwohl wir die Parasiten-ChipCard und Papainkur eingesetzt hatten. Das Ergebnis war sehr zufriedenstellend und da sie aus meinem Bekanntenkreis stammte, erfuhr ich, dass dies für die nächsten Jahre anhielt.

## Fazit:

Dies ist ein klassischer Fall in Bezug auf Menstruations-beschwerden, und ich kann wirklich jeder Frau empfehlen, die unter diesen leidet, eine Regulation der Meridiane mit dem **Diamond Shield Grundprogramm** sowie eine Papainkur auszuprobieren, bevor sie zu härteren Maßnahmen greift. Die Parasiten, die sich in der Tiefe der Gebärmutter aufhalten, stellen hier die einzige Blockade dar. Bei Schmerzen ist die Schmerztherapie-Anwendung zu empfehlen, das bedeutet, das **Diamond Shield Grundprogramm** mehrmals ablaufen zu lassen, allerdings nachdem man ausnahmslos alle Narben entstört und die Lateralitätsstörung ausgeglichen hat. Die elektrischen Ladungen werden schließlich durch die Impuls-entladung des Diamond Shield Zappers IE automatisch entladen. Wie immer sollte man danach ungefähr 50 Minuten geerdet bleiben.

## Zusammenfassung Periodenschmerzen:

Ich könnte über Dutzende von Fällen berichten, die alle ähnlich verliefen. Der einzige Unterschied liegt darin, wie schnell die Therapie greift, d.h. wie hartnäckig oder massiv die parasitäre Belastung ist. Bei manchen Frauen verläuft eine Besserung schleichend, in anderen Worten, die Periodenschmerzen lassen allmählich nach, bei anderen macht sich die Periode nach der ersten Kur nur noch am austretenden Blut bemerkbar!

Das Schema ist so einfach!

- **Diamond Shield Grundprogramm** 1x täglich anwenden, bei Schmerzen auch mehrmals
- anschließend geerdet bleiben
- Papainkur 5 Tage durchführen, dann eine Woche pausieren, Kur wiederholen, ca. 4 bis 5mal, anschließend: 2 Tage die Woche beibehalten, ca. 7 Wochen lang Kurintensität, -länge und -häufigkeit variiert je nach Schwere oder Symptomen.

## Gibt es andere Blockaden?

Ja! Natürlich muss die Situation bei organischen Veränderungen, vor allem bei Myomen, Zysten usw. von einem Gynäkologen abgeklärt werden und gehört in die Hände eines Therapeuten.

Noch ein Hinweis:

Myome und Zysten werden aber auch häufig durch Parasiten gebildet.

## 5.2    Mittelschwere und schwere Symptome

Alle weiteren Fälle, die in diese Kategorie gehören, habe ich mit dem gleichen Grundschema behandelt:

- **Diamond Shield Grundprogramm** 1x täglich anwenden, bei Schmerzen auch mehrmals
- anschließend geerdet bleiben
- Papainkur 5 Tage durchführen, dann eine Woche pausieren, Kur wiederholen, ca. 4 bis 5mal, anschließend: 2 Tage die Woche beibehalten, ca. 7 Wochen lang Kurintensität, -länge und -häufigkeit variiert je nach Schwere oder  Symptomen.
- Parasiten Nematoden-ChipCard anwenden

Der einzige Unterschied bestand bei manchen Frauen darin, dass es länger dauerte, wenn die Parasitenbelastung sehr stark war und tief lag.

Zusätzliche Maßnahmen waren in diesen Fällen:
- Mannayan Clean+ abends, um den Darm über Nacht zu reinigen
- Bitterstern, 2x 8 Tropfen zur Entgiftung
- Vegimanna, 1 Teelöffel täglich zur Reinigung und Entsäuerung
- Etwas Geduld, bis die letzten Parasiten-Larven in der Gebärmutter eliminiert sind.

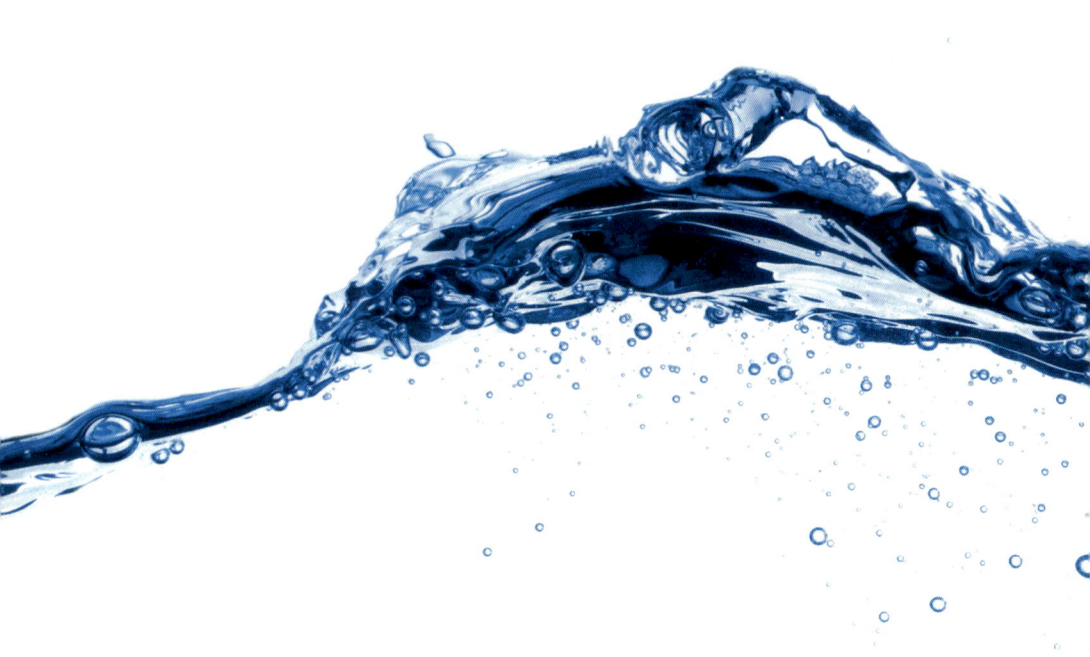

Wenden wir uns den depressiven Verstimmungen zu, die inzwischen sehr viele Menschen betreffen und zu einer deutlichen Verringerung ihrer Lebensqualität führen. Die Zunahme von depressiven Verstimmungen hat meiner Meinung nach mit der unglaublichen Flut von Eindrücken und Informationen auf allen Ebenen zu tun, die vor allem der Stadtmensch verarbeiten muss. Dies betrifft schlussendlich jedes System.

## 6.1   Leichte Symptome

Frau M., eine 38-jährige Frau, kam in die Praxis und erzählte uns erst mal von ihren Beschwerden wie z.B. diversen Nahrungsmittelunverträglichkeiten, die mit dem Verdauungsverhalten zu tun hatten.
Sie erwähnte außerdem Erschöpfungszustände sowie Unregelmäßigkeiten in der Periode. Sie erzählte zudem, dass sie in der Vergangenheit bereits zwei Fehlgeburten erlitten hatte und dass sie sich gemeinsam mit ihrem Mann nach wie vor sehnlichst ein Kind wünschte. Des Öfteren hatte sie auch mit Zahnproblemen zu kämpfen, sodass sie sich ständig in zahnärztlicher Behandlung befand.

Im Verlauf meiner genaueren Anamnese kam die Patientin darauf zu sprechen, dass sie unter ziemlicher Antriebslosigkeit, Müdigkeit bis hin zu einem Zustand, den ich als depressive Verstimmung bezeichnen würde, litt. Als ich sie darauf aufmerksam machte und nach und nach die typischen Symptome mit ihr besprach, konnte sie sich selbst eingestehen, dass es sich in ihrem Fall wohl tatsächlich um ein solches Bild handelte.

## Elementtestung:

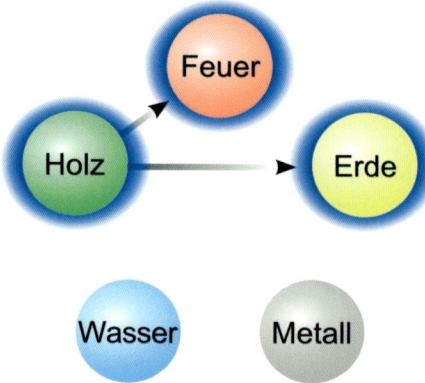

Elementtestung und Meridiane ergaben folgendes Bild:
- Das Holzelement war blockiert in einem Yin-Zustand,
- das Erdelement war blockiert in einem Yin-Zustand
- und auch das Feuerelement war blockiert in einem Yin-Zustand.

Diese Konstellation ist typisch, wenn man bedenkt, dass das Holzelement die sanfte aufsteigende Kraft ist, für die Chinesen symbolisiert es den Frühling, eine Zeit in der das Leben entsteht und blüht, was bei der Patientin nicht mehr der Fall war, da es sich in einem Yin-Zustand, also in einem erschöpften Zustand befand. Das Feuerelement stellt die Energieverteilung des gesamten Körpers sowie die Hormone dar. Auch hier besteht ein Erschöpfungszustand, d.h. es ist nicht mehr ausreichend Energie vorhanden, sodass die Energieverteilung nicht mehr gewährleistet ist. Drittens befindet sich das Erdelement im Yin, was ich persönlich nicht sehr gerne habe, da die Erde das zentrale Erdungselement ist. Dies bedeutet, sowohl physisch, psychisch als auch geistig geerdet zu sein, sozusagen in Verbindung mit dem Leben, der Kraft und Energie der Erde. Wenn sich das Erdelement im Yin-Zustand befindet, läuten bei mir sämtliche Alarmglocken, ob dies nicht auch ein Zeichen für schwere degenerative Prozesse bis hin zu Krebs sein könnte.

Die Innere Milieu Testung ergab wie erwartet viele Belastungen. Der Nitrosative Stress testete, was auf eine Schimmelpilzbelastung hindeutete. Zudem hatten sich Umweltbelastungen angehäuft, was zu erwarten war, da die Leber ihrer Funktion schließlich nicht ausreichend nachkommen konnte. Die Patientin hatte auch eine FvE- (also Folge-von-Emotionen-)Blockade und u.a. elektrische Ladungen
Viel mehr testete nicht. Das war zwar bereits genug, mit anderen Worten, ihr Zustand war doch nicht so schlimm, wie ich zu Beginn erwartet hatte. Ich beschloss demzufolge erst einmal nur „den zweiten Gang einzulegen", das bedeutet, nicht zu viele Maßnahmen einzuleiten. Ich wollte beobachten, ob wir bereits durch die Regulation der Meridiane über das Diamond Shield Grundprogramm, sowie einer Entladung der Patientin und der Anwendung einfacher Maßnahmen etwas erreichen würden.

### Empfehlung:
Die Empfehlung war also,
- dass sie das Diamond Shield Grundprogramm täglich anwendet und sich entlädt
- und die Holzelement Anregung ChipCard 2x die Woche anwendet.
- Außerdem wurde ihr Griffonia verordnet.

Das ist ein pflanzliches Mittel, das ein natürliches Tryptophan enthält. Tryptophan erhöht den Serotoninspiegel im Körper, der für das psychische Wohlbefinden wichtig ist. Man nimmt 2 Kapseln am Abend vor dem Schlafengehen ein,

- Mannayan Vit D3, 1x 1 Kapsel täglich,
- Aminosäurekomplex, 1x 1 Kapsel täglich,
- Vitamin B Komplett+, 1x1 Kapsel täglich.

Meiner Meinung nach haben depressive Verstimmungen selbstverständlich psychosomatische Ursachen, die wiederum immer wieder durch gewisse problematische Gewohnheiten zyklisch auftreten. Auf meine Frage hin, wann diese Verstimmungen denn meistens auftreten würden, antwortete mir die Patientin, dass sie immer wieder am Nachmittag in diesen Zustand verfiel. In dieser Zeit kam es erfahrungsgemäß zwischendurch zu Leerläufen, und sie wartete sozusagen darauf, dass ihr Mann nach Hause kommen würde.
Nachdem ich Bewegung in diesem Zusammenhang ansprach, bestätigte sie, dass sie sich trotz ihrer zahlreichen sportlichen Aktivitäten in der Vergangenheit zurzeit sehr wenig bewegen würde. Ich wusste, dass ich diese schlechte Gewohnheit durchbrechen musste, und verordnete ihr deshalb täglich um 17 Uhr einen kräftigen Spaziergang von nicht weniger als einer Stunde, wobei es wichtig war, dass sie dabei leicht ins Schwitzen kommen würde. Weiterhin gab ich ihr die Übung, in dieser Zeit ihre ganzen Gefühle auf Dankbarkeit zu konzentrieren. Dankbarkeit für die Natur, für das Leben, Dankbarkeit für alles, was sie hatte. Außerdem sollte sie in dieser Zeit keinerlei negative Gefühle auftauchen lassen.
Nach vier Wochen kam die Frau völlig verwandelt zurück in die Praxis. Sie hatte die positive Wirkung des **Diamond Shield**

**Grundprogramms** Regulation sofort verspürt, vor allem, als sie das Holzelement anregte. Die Ergänzungsmittel hatte sie wie vereinbart eingenommen und festgestellt, dass sie im Körper wirklich etwas verändert hatten. Ihren täglichen Spaziergang hatte sie ebenfalls eingehalten und sie war vor allem über den Effekt der Dankbarkeitsübung sehr überrascht. Sie berichtete, dass vor allem in den ersten Tagen so viele negative Gefühle auftauchten und versuchten ihre Psyche zu übernehmen, dass sie am Ende wirklich sehr verwundert war, wie viele negative Gefühle und Gedanken sie sozusagen „pflegte".

## Fazit:

Der Körper will in die Regulation zurück. Wenn die Meridiane und die Energie frei sind und miteinander kommunizieren, funktioniert im Körper alles bestens. Hierfür muss der Körper jedoch entladen werden und manchmal müssen auch zusätzlich schädliche Gewohnheiten gebrochen werden.

Die Angewohnheit, negative Gefühle zu verspüren, ist mit der des Darmes zur Verstopfung zu vergleichen, da auch hier eine Beschäftigung mit etwas stattfindet, das eigentlich heraus müsste. Bewegungsmangel ist gerade in der heutigen stressgeplagten Gesellschaft, in der die meisten Tätigkeiten nicht mehr körperlich, sondern hauptsächlich vor dem Computer stattfinden, eine der wesentlichsten Blockaden für bestimmte Menschen.

Die Patientin war noch geraume Zeit aufgrund anderer Beschwerden in der Praxis, aber sie war dennoch glücklich, dass sie den Zustand der depressiven Verstimmung, der ihr gesamtes Leben im wahrsten Sinne des Wortes verstimmt hat, endlich los war.

## 6.2    Mittelstarke Symptome

**Geschichte:**

Ein junger Mann von 18 Jahren kam zu mir, der meiner Meinung nach viel zu jung war, um unter einer derartigen Antriebslosigkeit und solch starken depressiven Verstimmungen zu leiden. Dagegen waren seine anderen Symptome nicht wirklich von Bedeutung, bzw. ergaben sie sich sowieso aus den ersteren. Das Ganze hatte bei ihm angefangen, nachdem er mehrerer Schulen verwiesen worden war und zu allem Unglück auch nicht die Lehrstelle bekam, die er sich gewünscht hatte. Er befand sich aktuell in einer Ausbildung, die ihm überhaupt nicht lag.

Ich dachte mir innerlich, dass der Patient doch eher in die Hände eines Psychologen gehören würde, um ihn entsprechend unterstützen zu können. Immerhin war er bereits bei einem Jugendpsychologen in Behandlung gewesen, was jedoch nur zu einer temporären Verbesserung seiner Symptomatik geführt hatte. Ganz im Gegenteil wurde die Antriebslosigkeit dann sogar eher schlimmer.

Meine Testung ergab zu meiner Verwunderung, dass er gar nicht – wie ich vermutetet hatte – emotional blockiert war, sondern vielmehr energetisch. Ich beschloss daher, alles energetisch Relevante bei ihm abzufragen, d.h. ich befragte ihn hinsichtlich des Schlafplatzes sowie Elektrosmogs, Radioaktivität, Narben, Elemente sowie Meridiane. Es stellte sich im Verlauf heraus, dass er extrem elektrisch geladen war und dass er eine Wasseraderbelastung – in diesem Fall eine linksdrehende, d.h. lebensabbauende (siehe Glossar) – aufwies. Erschwerend kam hinzu, dass auch sehr viele Narben blockiert waren. Ich führte augenblicklich den Test durch und entstörte die Narben sorgfältig. Darüber hinaus neutralisierte ich die elektrische Ladung durch Erdung und leitete den Elektrosmog und die Linksdrehung aus. Als ich mit den Werten zufrieden war, führte ich das **Diamond Shield Regulationsprogramm** durch. Anschließend fragte ich ihn, wie er sich fühlte, woraufhin er mich mit großen Augen ansah und sagte, dass er sich wie elektrisiert bzw. energetisiert fühlte und nicht verstünde wie ihm geschehe.

Wir zeigten ihm, wie er das **Diamond Shield Grundprogramm** durchführen kann, wie man mit der BiBlo-(der Biologische Blockaden)-ChipCard Narben entstört, die Geopathie (also Wasseradern) und wie man Elektrosmog ausleitet.

Er versprach mir mit seinen Eltern zu sprechen, damit ein Rutengänger seinen Schlafplatz überprüfen würde und ihn bei Bedarf sanieren könnte. Außerdem begann ich einige Umweltgifte auszuleiten.

**Elementtestung:**

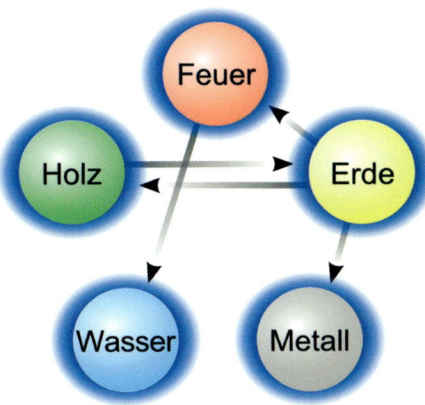

Die Elemententestung ergab, dass alle Elemente im Yin, also in einem erschöpften Zustand waren, was schlussendlich mit der energetischen Blockadeebene korrelierte. Ich beschloss, lediglich das Erdelement, also das zentrale Element, ebenfalls mit einer ChipCard (Element Erde Yin), die er zweimal wöchentlich benutzen sollte, zu stützen.

**Verordnung:**

- Ich verschrieb ihm außerdem Griffonia, ein pflanzliches Tryptophan, um seinen Serotoninspiegel zu erhöhen. Ich wusste, dass ich ihn in seinem Genesungsprozess mit Nahrungsergänzungsmitteln unterstützen musste, d.h. ich durfte nicht kleckern sondern musste klotzen.

Somit verordnete ich ihm
- Mannayan Antioxi+, Antioxidantien, 2x eine Tablette,
- Mannayan Power B+, 2x eine Tablette,
- Mannayan Vit D3, 1x 1 Kapsel,
- Mannayan Selen, 1x 1 Kapsel,
- Mannayan Vit C+, 2x 1 Tablette,
- Aminosäurenkomplex, 1x 1 Kapsel,
- Mannayan Basis Multi+, 1x 1 Tablette morgens.

**Empfehlung:**

Ich erkundigte mich nach seinen Hobbys und Interessen. Leider stellte sich heraus, dass er kaum einer Leidenschaft nachging. Ich fragte ihn ob er sich möglicherweise für Sportarten interessiere. Als er äußerte, dass er sich früher für

Kampfkunst begeisterte, empfahl ich ihm nicht nur, sondern verordnete ihm regelrecht, mindestens dreimal die Woche in einer Kampfkunstschule zu trainieren. Allerdings war es sehr wichtig, dass er sich in einer Schule einschreiben würde, in der Disziplin herrscht, damit der junge Mann ins Schwitzen kommen würde und die Gelegenheit bekäme andere Eindrücke zu empfangen. Ich schärfte ihm ein, dass er seinen Unterricht dreimal die Woche besuchen müsse und sich selbst dann hinschleppen müsse, wenn es ihm schlecht ging.

Er kam nach sechs Wochen wieder zum mir in die Praxis. Die Kur hatte auffallend gut gewirkt, sodass sich seine schlechte Angewohnheit, am Abend herumzuhängen durch das Training verändert hatte. Während der körperlichen Ertüchtigung hatte er viele Giftstoffe heraus geschwitzt und darüber hinaus erlangte er wieder Motivation und Antrieb. Bei der Einnahme der Nahrungsergänzungsmittel hatte er förmlich gespürt, wie sie eine Veränderung in seinem Stoffwechsel heibeiführten. Man muss hier nur an das Jod denken, das im Mannayan Basis Multi+ enthalten ist.

Seinen Schlafplatz hatte er auch saniert und obwohl er den elektrisierenden Eindruck, den er bei der ersten Anwendung des Diamond Shield Zappers verspürt hatte, nicht mehr hatte, bemerkte er – als er das Training zweimal ausfallen ließ – dass sich seine alten Gewohnheiten sofort wieder einschlichen. Ich schärfte ihm deshalb ein, diese Kur noch mindestens drei Monate durchzuführen und auch das Training unbedingt weiterzumachen. Jedoch musste er sich nur alle sechs Wochen in der Praxis einfinden, damit wir überprüfen konnten, ob die Elemente in der Regulation waren oder nicht.

Die Therapie lief noch sechs Monate weiter, wobei wir nur darauf achten mussten, dass die Elemente in die Regulation gingen und dass er sein Programm einhielt. Allerdings achtete er schon allein wegen der Veränderung, die er in sich verspürte, selber darauf. Allein die Tatsache, dass er sein Training durchhielt, ließ ihn Erfolgserlebnisse verspüren und als es ihm wirklich besser ging, riet ich ihm zudem, seine berufliche Situation zu überprüfen und unter Umständen an dieser etwas zu verbessern.

## Fazit:

Auch diese einfachste Anwendung, die nur darin besteht, seine Meridiane in Ordnung zu bringen und seine Blockaden, die hier energetisch waren, teilweise zu entfernen als auch seine schlechten Gewohnheiten zu durchbrechen, wenn die depressiven Verstimmungen auftauchten, genügten, um ihm eine völlig neue Lebensperspektive zu eröffnen.

### Geschichte:

Herr T. war seit drei Jahren in Rente, er war davor ein sehr aktiver Handwerker gewesen, der sein ganzes Leben lang gerne gearbeitet hatte. Dass Rentner in eine depressive Verstimmung verfallen, sobald sie aus dem Arbeitsleben ausscheiden und somit den Sinn ihres Lebens nicht mehr spüren, ist in dieser Altersgruppe ein weit verbreitetes Phänomen. Die anderen Symptome des Patienten waren nicht wirklich auffällig. Er war alleinstehend und hochintelligent und ich sah in ihm jemanden, der sein ganzes Leben lang vernünftig gelebt und viel gearbeitet hatte. Er hatte seinen Beruf geliebt und lediglich versäumt sich Gedanken über das Leben an sich zu machen. Seit seiner Scheidung vor 20 Jahren lebte er nicht mehr in einer festen Beziehung.

### Elemententestung:

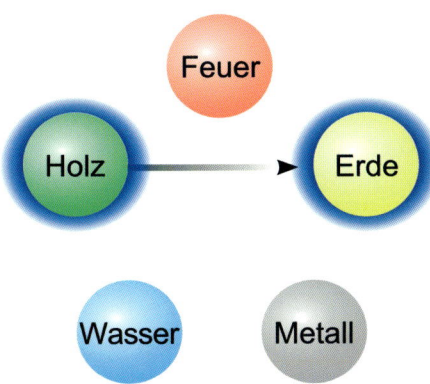

Die Testung ergab hier, dass alles vom Holzelement ausging: Wieder war die Leber im Vordergrund, in einem Yin-Zustand, was sich auf Erdelement, ebenfalls im Yin-Zustand, auswirkte. Die Ursache war hier die Leber, ein Mangel an der sanften aufsteigenden Kraft, die zum Handeln nützlich ist.

Auf der Leber testete allerdings eine unglaubliche Menge an Umweltgiften und Belastungen, die darauf hindeuteten, dass Herr T. in jeglicher Hinsicht extrem belastet war. Man konnte unter anderem Parasiten, Schimmelpilze und Bakterien testen, sodass man sagen kann, dass es weniger gab was nicht testete, als was testete. Natürlich konnte die beschriebene Belastung mit seinem Handwerk zu tun haben, da ein Schreiner erfahrungsgemäß in den verschiedenen Abschnitten seines Lebens mit unterschiedlichen Giften wie z.B. Holzschutzmitteln zu tun hat.

## Verlauf:

Die Therapie fing wie gewohnt an: Eine Regulation mit dem **Diamond Shield Grundprogramm** wurde empfohlen und außerdem, das Holzelement in Ordnung zu bringen und die Umweltgifte auszuleiten.

---

### Verordnung:

Ich verschrieb das

- Diamond Shield Grundprogramm
- die Holzelement-ChipCard
- Vegimanna, 1x 1 Teel. täglich sowie
- Bitterstern, ein Bittermittel, 2x 8 Tropfen täglich und wollte erst einmal abwarten, wie die Therapie anschlug.

Herr T. kam einige Wochen später wieder zu mir und es sollte einer dieser Momente werden, die man in seiner Praxis nicht sehr schätzt. Der Patient setzte sich hin und sagte, es habe sich überhaupt nichts verändert oder verbessert, und dass er seine Investition mehr oder weniger bereuen würde. In solchen Momenten muss man den Patienten mit viel Geduld motivieren weiter zu machen. Entsprechend sagte ich ihm, dass ich erst einmal testen wolle, worin die Ursache für die mangelnde Verbesserung lag. Das Problem war schnell gefunden: Zwar hatte sich bereits sehr viel reguliert, jedoch hatten sich die Gifte auf der Leber kaum reduziert, d.h. es handelte sich um eine Blockade in der Leber, die überfordert schien von der Flut der Giftstoffe. Wegen dem nitrosativen Stress testete ich noch die Schimmelpilze und begann daraufhin eine Schimmelpilztherapie. Ebenso testete ich Parasiten und therapierte diese ebenfalls.

## Weiterhin verschrieb ich
- Samento, 2x 8 Tropfen täglich wegen der Aspergillen,
- sowie das Gewürznelkenöl, 2x 3 Tropfen täglich als Unterstützung wegen der Schimmelpilze.

Der Patient kam vier Wochen später und berichtete nun von einer spürbaren Veränderung ohne sich zu beschweren. Bei genauerem Hinsehen stellt sich jedoch heraus, dass es ihm noch schlechter ging als zuvor. Eine Nachtestung ergab wieder, dass sich die Umweltgifte kaum verringert hatten und sich auch die Parasiten kaum gebessert hatten. Lediglich die Schimmelpilze waren besser geworden, deswegen fühlte er sich subjektiv auch etwas besser. Ich musste mir also etwas einfallen lassen, da die Leber absolut blockiert schien. Ich wählte deshalb die Holzhammermethode, indem ich ihm vorschlug, die große Leberreinigung (siehe Glossar), wie sie in meinem Buch beschrieben ist, durchzuführen.

Zusätzlich gab ich ihm mein Buch „Krieg der Bergdämonen" als Lektüre mit, in der Hoffnung, dass er anfangen würde sich für Aspekte des Lebens, die er nicht bereits kannte, zu interessieren.

Als ich beim nächsten Termin seinen Namen auf der Patientenakte las, hatte ich ein wenig Sorge, wie der Termin verlaufen würde und was ich unternehmen würde, wenn sich an seinem Zustand wieder nichts gebessert hätte. Meine Sorgen stellten sich jedoch als völlig unbegründet dar, denn er strahlte mich schon an, als er das Zimmer betrat. Die Leberreinigung hatte all seine Symptome stark verbessert, vor allem weil er es als ehemaliger Handwerker, der strukturieres Arbeiten gewohnt war, geschafft hatte, die Kur regelmäßig alle zwei Wochen durchzuführen. Jedes Mal kam eine derartig große Menge an gallertartigen Steinen, Gries und sonstigem, dass er es kaum fassen konnte, wie dies alles in seiner Leber Platz hatte.

Wie er erzählte, hatte er das Buch Krieg der Bergdämonen begeistert in einem Zug durchgelesen und er fragte mich mit großen Augen, woher ich all das wüsste. Es erschien ihm unglaublich und es stellten sich ihm eine Vielzahl von Fragen, sodass er nun Kapitel für Kapitel durcharbeiten wollte. Ich freute mich für ihn – nicht ohne einen gewissen Stolz – und empfahl ihm, das Buch langsam durchzuarbeiten. Außerdem versprach ich ihm, bei Gelegenheit auf all seine Fragen näher einzugehen. Er führte die Leberreinigung eine beachtliche Anzahl von Malen durch und so ging es ihm – unterstützt durch die Ergänzungsmittel – von Woche zu Woche immer besser. Als er das Buch durchgearbeitet hatte, berichtete er, dass sich seine ganze Sichtweise der Welt geändert habe.

Ich bot ihm sodann an, an meinen fortwährenden Lesungs-zyklen, die ich mit meinen Schülern regelmäßig abhalte und in denen wir solche Themen vertiefen, teilzunehmen. Er nahm die Einladung herzlich gerne an.

## Analyse:

Viele depressive Verstimmungen werden durch einfache Blockaden wie Umweltgifte und Schimmelpilze „besiegelt".

- Eine einfache Regulation der Meridiane durch das **Diamond Shield Grundprogramm,**
- Erdung,
- Entgiftung (Vegimanna und Bitterstern)
- und eine tiefe Entgiftung mit der großen Leberreinigung kann schnelle Abhilfe verschaffen.

**Geschichte:**

Herr K., ein 45-jähriger Beamter aus Bad Tölz, litt nach mehreren gescheiterten Beziehungen unter depressiven Verstimmungen. Seinen Zustand konnte man fast schon als manisch depressiv bezeichnen, da sich Phasen mit einem hohen Aktivitätsniveau, in denen er Begeisterung entwickelte, mit Phasen abwechselten, in denen er sich „so mies" fühlte und – wie er selbst sagte – nichts auf die Reihe bekam. Er vertraute mir an, als Beamter hinsichtlich seiner Anstellung nichts Schlimmes befürchten zu müssen, dass er aber dennoch – als sehr anständiger Mensch – der Ansicht war, seinen Beitrag für die Gesellschaft leisten zu müssen. Seine Krisen, die bei ihm selbst auch Sinnkrisen waren, behinderten ihn jedoch zunehmend dabei, seine Arbeit angemessen und zufriedenstellend durchzuführen.

**Elementtestung:**

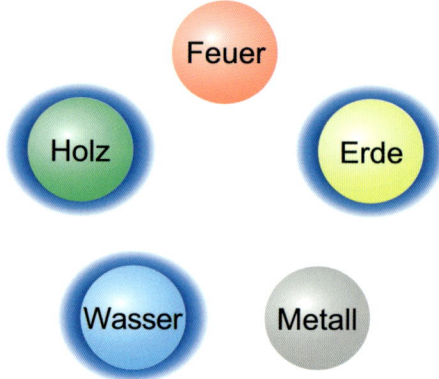

Die Elemententestung ergab, dass das Wasserelement in einem Yin-Zustand war und von dort aus die Elemente störte, ebenso wie das Erd- und auch das Holzelement, die sich ebenfalls im Yin-Zustand befanden. Glücklicherweise war das Feuerelement (Energieerzeugung) nicht betroffen.

## Interpretation:

Das Wasserelement repräsentiert die ursprüngliche, angeborene Vitalität des Menschen und agiert gleichzeitig als dessen Kühlsystem. Wenn es sich in einem Yin-Zustand, d.h. in einem kalten Zustand befindet, ist bei diesem Menschen die Vitalkraft offensichtlich erschöpft. Nachdem das Wasserelement jahrelang sehr viel Ausgleich von Seiten des Erdelements erhalten hat, erschöpfte sich dieses auch, und schließlich verfügt er nicht mehr über genügend Vitalkraft, damit eine Funktionsfähigkeit seiner Organe gewährleistet werden konnte. Aus diesem Grund hat sich ebenfalls die Leber als auch die Galle aus dem Holzelement erschöpft.

Ich dachte mir innerlich, dass dieses Bild typisch und nicht sehr günstig war. Wenn sich das Element Erde in einem kalten Zustand befindet, so deutet dies – wie bereits mehrmals erwähnt – auf ein tieferes Geschehen hin. Es bedeutet auch, dass hier bereits Mangelzustände entstanden sind, da der Stoffwechsel – hinsichtlich der Aufnahme von Aminosäuren, Vitaminen, Mineralien und Spurenelementen – auch in den Bereich des Erdelements gehört, und somit ist auch hier ein sekundärer Substanzmangel eingetreten.

Das Wasserelement birgt Niere, Blase sowie das Lymphsystem in sich und wie gesagt, stellt die Niere den Lieferanten der angeborenen prallen saftreichen Energie dar, die unserem

Patienten abhanden gekommen war. Die Niere hat unter anderem auch mit Ängsten zu tun und hier zeigten sich tatsächlich bereits existenzielle Ängste, weniger im materiellen Bereich, da er als Beamter abgesichert war, sondern vielmehr im Bereich der Beziehungen und der Furcht alleine zu sein. Die Testung des inneren Milieus ergab auf Lymphe und Niere eine hohe virale Belastung. Als ich durchtestete, stellte sich heraus, dass der Epstein-Barr-Virus und seine Familie, also die Herpesviren, hier sehr aktiv waren und bereits verschiedene Kombinationen eingegangen waren.

Der Epstein-Barr-Virus ist mir schon sehr oft als ein Virus aufgefallen, der zu Depressionen führt, und ist auch ursächlich für andere merkwürdige Reaktionen, die man ansonsten nur schwer miteinander vereinbaren kann.

Natürlich ist mir bewusst, dass schulmedizinisch mehr als 90% der Bevölkerung Antigene gegen Epstein-Barr-Viren besitzen, was bedeutet, dass sie in irgendeiner Phase ihres Lebens mit diesem Virus bereits Kontakt hatten. Ich glaube aber, dass hier viele Wirkmechanismen noch nicht entdeckt wurden, z.B. was Viren nach ihrem Eindringen in die Zelle tatsächlich von innen her bewirken. Im Volksmund bezeichnet man den Virus auch oft als „Kusskrankheit", weil er oft durch Schleim oder Speichel während eines Kusses übertragen werden kann. Natürlich kann eine solche Ansteckung auch während des Geschlechtsverkehrs erfolgen.

Den Zusammenhang zwischen dem Virus und depressiven Verstimmungen habe ich bereits oft festgestellt, bzw. umgekehrt konnte ich im Zuge der Befreiung eines Menschen vom Epstein-Barr-Virus oftmals eine große Aufhellung seines ganzen Zustandes erleben.

## Warnung:

Dies ist gar nicht so einfach, da der Epstein-Barr ein sehr hartnäckiger Virus ist und häufig in Kombination mit anderen Viren auftritt, sich dadurch verändert und sich somit vor dem Immunsystem tarnt. Außerdem versteckt er sich in der Zelle.

## Verordnung:

Da der Patient in Bad Tölz wohnte und nicht so häufig in die Praxis kommen wollte, vor allem wenn er gerade wieder unter seinen depressiven Zuständen litt, war er sofort damit einverstanden, seine Meridiane mit dem **Diamond Shield Grundprogramm** auszugleichen. Er hatte eine sehr starke linksdrehende geopathische Belastung, die bei solchen Formen der Erschöpfung sehr typisch war.

Er musste demnach zuerst seinen Schlafplatz sanieren, d. h. sein Bett aus der geopathischen Zone entfernen. Zweitens musste er das **Diamond Shield Grundprogramm** durchführen und drittens die Epstein-Barr-ChipCard verwenden, um den Virus zu bekämpfen. Außerdem sollte er die HSX ChipCard anwenden (HSX wird gegen die Herpesfamilie verwendet,mzu der der Epstein-Barr gehört), wobei beide ChipCard-Programme täglich durchzuführen waren.

**Wichtig war zudem die Einnahme**
- von Griffonia, 2 Kapseln abends, gegen die depressiven Verstimmungen.
- Aminosäuren Komplex, 1x1 Kapsel täglich,
- Mannayan Power B+, 1x1 Tablette täglich,
- Samento, 2x 8Tropfen täglich,

- Takuna, 2x 8 Tropfen täglich,
- Mannayan Glucan+, 1x 1 Kapsel täglich,
- Mannayan Vit D3 (1000µgr), 1x 1 Kapsel täglich,
- Vegimanna, 1x ½ Teel. täglich in warmem Wasser,
- Bitterstern, 1x 8 Tropfen täglich in warmem Wasser.

In diesem Fall ist die Einnahme von Bitterstern sehr wichtig, da die Lösungsmittel, die bei einer viraler Belastung stets vorhanden sind und das Immunsystem blockieren, aufgelöst werden müssen.

Ich legte erst mal diesen niedrigen Gang bei der Behandlung ein, da ich davon ausging, dass wir beim nächsten Praxistermin die Dosierung, vor allem von Bitterstern wegen der Lösungsmittel und von Samento, Takuna und Mannayan Glucan+ wegen dem Virus erhöhen müssten. Ich wollte zu Beginn der Therapie nicht zu viele Maßnahmen durchführen.

### Verlauf:

Der Patient kam sechs Wochen später in die Praxis und sah völlig verwandelt aus. Die Schwere und die Müdigkeit, selbst diese gewisse Trauer in seinem Blick waren verschwunden. Er erzählte mir, dass er mit den Anwendungen gleich am nächsten Tag angefangen hatte und dass er sich bereits einen Tag danach völlig anders fühlte. Alles erschien in einem anderen Licht, vor allem die Mattigkeit in seinem Kopf war verschwunden. Er sah nun endlich wieder klarer und wie er es formulierte, „war die Mattscheibe weg". Von da an konnte er das Leben wieder vernünftig aufnehmen und er war recht zuversichtlich, dass die Sorgen, die er sich wegen Beziehungen und sonstigem gemacht hatte, unnötig waren. Offensichtlich hatte er seine Lebensfreude wieder erlangt.

## Analyse:

Natürlich stellt der beschriebene Fall eine Ausnahme dar, da eine Heilung depressiver Verstimmungen im Allgemeinen nicht so schnell erfolgt, vor allem wenn sie bereits sehr tief greifen. Dieser Fall ist darüber hinaus sehr charakteristisch für die möglichen Folgen einer Infektion mit dem Epstein-Barr-Virus und seiner Familie, die ich schon lange als Ursache für eine Art „Mattscheibe" und Schwere im Gemüt im Verdacht habe.

## Fazit:

Im Fall von Herrn K. handelte es sich um einen regelrechten Teufelskreis: Das Vorhandensein einer linksdrehenden geopathischen Belastung seines Schlafplatzes mit seiner degenerativen Tendenz und die Erlebnisse seines Lebens, die in Bezug auf Beziehungen mehrheitlich unglücklich verlaufen sind. Bei wechselnden Beziehungen wird dieser Virus oft erst aktiv, ich kann deshalb nur davor warnen. Sollten Sie häufig die Beziehung wechseln, kann ich nur empfehlen, diesen Virus und die gesamte Herpesfamilie, regelmäßig zu zappen. Der psychische Stress ist ursächlich für die allmähliche Erschöpfung der Substanzen, also Aminosäuren und Vitamine, die dazu führte, dass der Teufelskreis sich schloss.

Ich hatte noch einige Zeit lang Kontakt mit Herrn K. und wusste somit, dass die Besserung anhielt und es sich nicht etwa nur um eine kurze Scheinverbesserung handelte. Ich könnte noch über viele verschiedene Fälle von depressiver Verstimmung und deren Besserung bzw. Heilung berichten. Mit Ausnahme dieses Falls, der einen wirklich begeistern kann, dauern die Therapien im Allgemeinen zwischen sechs Monaten und zwei Jahren an. Diese Zeit ist notwendig, um das Immunsystem soweit wieder auf Vordermann zu bringen und den Epstein-

Barr-Virus soweit zu behandeln, dass er keine negativen Auswirkungen mehr auf den jeweiligen Patienten hat.

Es erfordert oftmals einige Geduld und dennoch lohnt es sich mit diesen einfachen Maßnahmen (Diamond Shield Grundprogramm, Entladung, HSX- und Epstein-Barr-ChipCard, Griffonia, Aminosäuren, Vitamin B) allemal ein Versuch. Das Gute an dieser Vorgehensweise ist, dass man während der Anwendung sofort bemerkt, ob eine Veränderung eintritt oder nicht, d.h. ob die Symptomatik tatsächlich mit dem Epstein-Barr-Virus zusammenhängt oder eher tendenziell ganz andere Blockaden vorhanden sind, die wir uns im Folgenden auch noch anschauen wollen.

**Geschichte:**

Frau M. aus Weilheim war eine junge Frau von 24 Jahren, die ihre Lehre im elterlichen Betrieb in Weilheim absolviert hatte und seitdem dort angestellt war. Auf meine Nachfrage in welcher Branche sie tätig sei, antwortete sie nur dass sie mit Maschinenbau zu tun habe, woraufhin ich damals nicht weiter nachhakte.

Sie litt unter ganz schlimmen depressiven Verstimmungen, die immer länger und intensiver wurden, sodass sie sich allmählich in ihrer täglichen Arbeit behindert fühlte. Sie war deshalb auch in psychologischer Behandlung, die aber bis dato noch nicht den gewünschten Erfolg gebracht hatte. Ich riet ihr natürlich mit der Therapie fort zu fahren, da mir ihr Fall doch etwas schwierig vorkam und sie die Therapie bereits begonnen hatte.

Ihre Beziehung, eine Jungendliebe, war wegen dieser Verstimmungen bereits zu Bruch gegangen. Hinzu kam, dass ihre Eltern zunehmend unzufrieden mit ihrer Arbeitsleistung waren, was sich natürlich zusätzlich auf ihr Gemüt niederschlug und gewisse Schuldgefühle in ihr erzeugte. Dennoch betonte sie immer wieder: „Ich kann einfach nicht mehr, was soll ich denn machen?"

## Elemententestung:

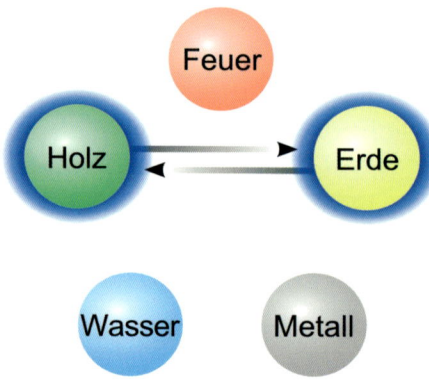

Die Testung ergab für mich etwas Erstaunliches: Es waren nur das Holzelement und das Erdelement blockiert, beide in einem Yin-Zustand, also einem kalten Zustand, d.h. sie waren energielos. Das Holzelement störte die Erde und umgekehrt, was also zu einem Teufelskreis führte. Holzelement mit Leber/Galle verlangte Energie von Erde. Und Erde mit Milz/Pankreas/Stoffwechsel verlangte Energie von Holz. Das konnte natürlich nicht gut gehen.

Unabhängig von der Tatsache, dass ich das Bestehen verschiedener psychischer Probleme bemerkte, die solche Umstände gewöhnlicherweise mit sich brachten, ließ ich diese unberücksichtigt, da sich die Patientin ja bereits in einer konventionellen Psychotherapie befand.

Die weitere Testung des inneren Milieus ergab, dass sie von einer solch enormen Anzahl an Giften belastet war, wie ich es zuvor selten bei jemandem getestet hatte. Nahezu jedes von mir getestete Umweltgift sprach bei ihr positiv an, am stärksten Benzolderivate, Xylol, Toluol, Formaldehyd usw.

Ich hakte jetzt genauer nach, in welchem Beruf sie tätig war und es stellte sich heraus, dass es sich bei der Firma um einen Wartungsbetrieb für Maschinen handelte, in dem auch Farbstoffe verkauft wurden. Sie arbeitete nicht etwa in einem Büroraum, sondern war in den Werkstätten der Firma tätig. Als ich weiter erfragte, seit wann sie an den Symptomen litt, stellte sich heraus, dass diese nach einem harmlosen Eingriff auftraten, als ihr im Alter von 18 Jahren die Mandeln unter einer leichten Narkose entfernt wurden.

Die Narkosemittel testeten bei ihr auch, und ich konnte nun allmählich die Geschichte folgendermaßen rekonstruieren. Die Patientin war ein fröhlicher, gesunder Teenager, der mit 16 seine Lehre begonnen hatte und seitdem einer Vielzahl von Umweltgiften ausgesetzt war. Auch als Kind hatte sie sich oft im elterlichen Betrieb aufgehalten und war dadurch schon in jungen Jahren mit Giften in Berührung gekommen.

Das während einer Operation verabreichte Narkosemittel brachte das System schließlich zum Umkippen. Der Schock der Narkose hatte ihre Entgiftungsorgane völlig blockiert, sodass sie von da an die Giftstoffe immer mehr ansammelte. Viele dieser Giftstoffe sind neurotoxisch und somit haben sie den Zustand, in dem sie sich jetzt befand, verursacht.

Sie war also eher vergiftet als depressiv, auch wenn diese beiden Zustände oft nicht so leicht zu unterscheiden sind. Somit richtete ich meine Aufmerksamkeit vollständig auf die Entgiftung.

**Verordnung:**

- Durchführung des Diamond Shield Grundprogramms „Ausgleich" mit Entladung, um die Radikale zu entladen.

- Ich gab ihr außerdem die Detox-ChipCard, die Darm, Leber, Niere als auch die Lymphe aktiviert.
- Ich empfahl ihr für die Entgiftung mindestens 3x die Woche Bewegung bis zum angenehmen Schweiß-ausbruch.
- Ich verschrieb ihr Basenbäder, die sie mindestens 2x die Woche 40 Minuten lang für die Entgiftung der Haut durchführen sollte.
- Zusätzlich sollte sie viel trinken, um die Nieren-entgiftung zu aktivieren.
- Darüber hinaus Bitterstern 3x 12 Tropfen täglich,
- Vegimanna 2x täglich ½ Teel.,
- Mannayan B Komplett+, 1x 1 Tablette täglich,
- Aminosäure komplex, 1x 1 Kapsel täglich,
- Glutathion 1x 1 Kapsel täglich,
- Arginin 1x 1 Kapsel täglich.

Glutathion und Arginin sind spezifische Aminosäuren, die noch zusätzlich die Entgiftung der Leber und der Gluta-thionperoxidase anregen, also bei der Entgiftung der Leber helfen.

- Abschließend wurden auch noch Leberkräuter verschrieben, 2x 1 Teel. täglich.

Da ich wusste, dass die Ausleitung durch eine ständige Exposition mit den Giftstoffen erschwert werden würde, fragte ich sie, ob sie Urlaub nehmen könnte, damit sie dem Betrieb 2 bis 3 Wochen fern bleiben könnte. Daraufhin erklärte sie mir, dass dies momentan aufgrund des Ausfalls einiger Mitarbeiter nicht möglich sei und sie dringend gebraucht wurde. Dennoch versprach sie mir Urlaub zu nehmen, sobald es möglich sei.

## Verlauf:

Sie kam regelmäßig alle vier Wochen in die Praxis. Die Verbesserung setzte schleichend ein, d.h. es ging ihr von Mal zu Mal etwas besser, was auch durch die Testung bestätigt wurde. Ich konnte feststellen, dass die Umweltgifte allmählich abnahmen, wenn auch sehr langsam. Sie fühlte selbst deutlich, dass sie auf dem Weg der Besserung war, seitdem sie diese Entgiftungsmaßnahmen durchführte.

Nach drei Monaten konnte sie endlich in ihren wohlverdienten Urlaub fahren und versprach mir, den Betrieb in diesen drei Wochen nicht zu betreten. Wie erwartet war das der Durchbruch: Als sie vier Wochen später erschien, war sie wie verwandelt und zwar in eine junge Dame, die Wärme und Glück ausstrahlte.

Da sie selbstverständlich in den Betrieb zurückkehren musste, dauerte die weitere Therapie noch zwei Jahre an. Diese Zeit war nötig, bis wir die Umweltgifte soweit aus ihr entfernen konnten, dass sie kaum noch testeten. In diesem Zusammenhang muss man bemerken, dass sie zwar nur alle acht Wochen in die Praxis kam, die verordneten Kuren jedoch beständig fortführte. Als sich ihr Zustand stabilisierte, führte sie zudem die große Leberreinigung (siehe Glossar) durch, um den Prozess zu beschleunigen. Es war für uns wirklich ein großer Erfolg. Natürlich war der Patientin auch bewusst, dass ein bleibender Erfolg nur dann gewährleistet war, wenn sie sich in Zukunft nicht mehr in den von Umweltgiften belasteten Räumlichkeiten aufhalten würde. Sie hatte diesbezüglich bereits mit ihren Eltern abgesprochen, dass sie baldmöglichst in der Verwaltung d.h. an einem Arbeitsplatz in einem Büro arbeiten könnte.

## Analyse:

Hier haben wir einen Fall, den wir leider sehr oft antreffen, nämlich dass die depressiven Verstimmungen in Wirklichkeit von einer ständigen Exposition mit Giftstoffen herrühren, die allmählich die Regulation des Körpers blockieren. In diesem besonderen Fall haben die Narkosemittel das Fass zum Überlaufen gebracht und zu einer Blockade des gesamten Systems geführt.

Chemische Medikamente sind sehr oft der Auslöser für solche Prozesse. Würde man sich die Zeit nehmen und die Beipackzettel lesen, so würde man entdecken, dass gerade Depressionen, Kopfschmerzen und ähnliche Symptome als Nebenwirkungen auftreten können. Und wann treten diese Nebenwirkungen auf? Natürlich immer dann, wenn das System bereits überlastet ist und es sich nicht mehr regulieren kann. Dies ist einer der Gründe, warum nicht jeder mit einem Ausbruch dieser Nebenwirkungen reagiert, auch wenn jeder früher oder später reagieren wird.

Die etwas naive Argumentation mancher Patienten, dass sie ein gewisses Medikament schon seit zehn Jahren einnehmen würden und es seit jeher vertragen würden, muss man als unsinnig abtun, da sie die Problematik der Kumulation, d.h. eine Anhäufung der Mittel, im Organismus nicht berücksichtigt.

Am Anfang können unsere Organe diese noch gut bewältigen, was jedoch im Laufe der Zeit immer weniger möglich ist, selbst wenn die Pharmaindustrie hier etwas anderes behauptet, wie z.B. dass alle Stoffe restlos vom Körper abgebaut werden. Jeder, der etwas mitdenkt, kann sich vorstellen, dass dies auf Dauer nicht funktionieren kann. Wie auch im Falle von verkalktem Wasser können Rohre 10 oder mehr Jahre mit dem Kalk zurechtkommen, jedoch wird es irgendwann trotz fließendem Wasser und obwohl das Fließsystem weiterhin zu funktionieren scheint, zu Verstopfungen kommen.
Ähnlich verhält es sich auch bei Langzeiteinnahmen von Medikamenten, was einem der gesunde Menschenverstand sagt. Hier darf auch angemerkt werden, dass es diesbezüglich keine Langzeitstudien der Pharmaindustrie gibt.

Demzufolge ist es in der heutigen Zeit bei all den depressiven Verstimmungen und ähnlichen Symptomen immer einen Versuch wert, die Blockade der „Umweltgiftstoffe" anzugehen. Dies geht durch eine Regulation mit dem **Diamond Shield Grundprogramm** und den einfachen Mitteln zur Aktivierung im Prinzip auch sehr einfach. Die Ergebnisse können manchmal wirklich lebensverändernd sein und einen Menschen vor viel schlimmeren Erkrankungen und lebenslänglichen Einnahmen von Medikamenten bewahren.

### Zusammenfassung der depressiven Verstimmungen:
Aus meiner Erfahrung entstehen depressive Verstimmungen aus verschiedenen Kombinationen folgender Gründe:
- Energetische Blockade des Systems
- Dauernde falsche elektrische Ladungen
- Extreme Vergiftung des gesamten Systems
- Schimmelpilzbelastung

- Virale Belastung, besonders durch den Epstein Barr Virus und die Herpes-Familie
- Versteckte Salmonellen-Belastung

Natürlich kann man die Ursache in den Lebensbedingungen und psychischen Blockaden suchen, aber um diese zu verändern, und sei es nur um die Initiative  für mehr körperliche Bewegung zu ergreifen, benötigt man Vitalkraft, die wiederum durch die oben genannten Faktoren blockiert ist.

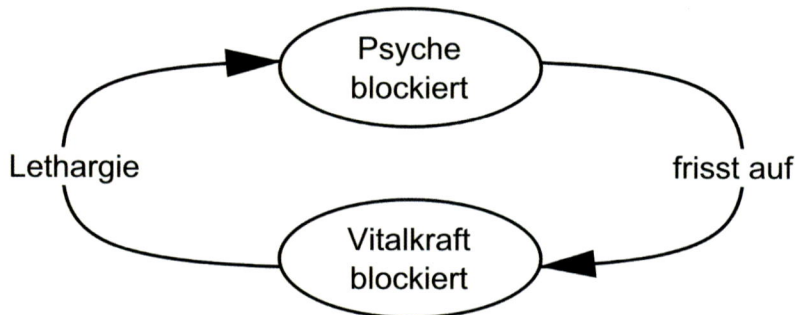

# 7 SYSTEMATISCHE VERGIFTUNGSFÄLLE

## 7.1 Leichte Symptome

**Geschichte:**

Herr W. aus Braunschweig kam in die Praxis und klagte vor allem über zunehmende Kopfschmerzen, die gegenüber jeglicher Behandlungsmethode – auch naturheilkundlichen – resistent zu sein schienen. Anfangs tauchten sie monatlich auf, dann wöchentlich und schließlich täglich, bis sie zu einem Dauerzustand wurden und das über einen Zeitraum von zehn Jahren. Neben Müdigkeit, Erschöpfung und Antriebslosigkeit litt der Patient außerdem unter Hautunreinheiten. Sein Stuhlverhalten war ebenfalls nicht das Beste. Weiterhin berichtete er, dass sein Schweiß sehr streng roch, was ihm verständlicherweise äußerst unangenehm war.

Wie gewöhnlich fragte ich ihn nach dem ersten Auftreten seiner Symptome und er berichtete, dass seine Kopfschmerzen das allererste Mal – und daran konnte er sich noch genau erinnern – bei der Renovierung seines Hauses auftraten. Diese Art von Hinweisen ist bei der Analyse der Problematik extrem wertvoll, daher lautet meine Standardfrage immer, ab wann die Symptome aufgetaucht seien. Wenn ein Patient ein solches Ereignis, bzw. den Zeitpunkt, eindeutig benennen kann, ist dies bereits die halbe Miete.

Anlässe können in diesem Zusammenhang beispielsweise Zahnarztbesuche, Impfungen, Unfälle, die Einnahme von Antibiotika oder sonstiger chemischer Mittel sein, woraufhin sich die Symptome schleichend einstellen.

Ferner können Renovierungsarbeiten oder Änderungen des Schlaf- oder Arbeitsplatzes, der Kauf von neuem Mobiliar, Auslandsreisen, bzw. Auslandsaufenthalte im Allgemeinen und natürlich jegliches psychische Trauma, wie z.B. Beziehungs- und Berufsstress, Scheidung oder Hochzeit als auch Todesfälle als Anlässe dienen. Wenn man einen solchen Hinweis erhält, so ist dieser ein deutlicher Fingerzeig, woher die Blockade stammen könnte und um welche Art der Blockade es sich handeln könnte, die dem Körper nicht erlaubt sich zu regulieren.

## Elemententestung:

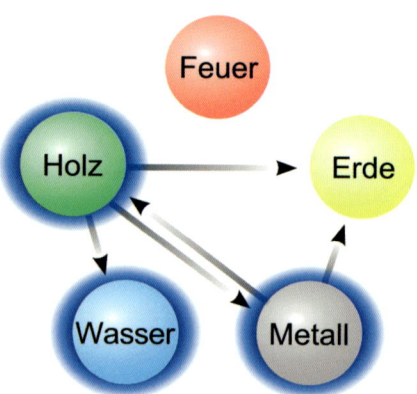

Die Elemententestung ergab eine sehr starke Belastung des Holzelementes, auch das Wasser- und Metallelement waren betroffen. Alle befanden sich im Yin-Zustand, der darauf hindeutete, dass alle Entgiftungsorgane wie Leber, Dickdarm, Haut, Niere und Lymphe blockiert waren. Die anschließende Innere Milieu Testung ergab auch eine beachtliche Anzahl von Umweltgiften, Holzschutzmitteln und weiteren Schadstoffen. Auch wenn hier zudem verschiedene Parasiten und Candida testeten, so waren doch für mich die Umweltgifte maßgebend.

Dies zeigte sich auch an der hohen Nitrosamin-Belastung in den Zellen. Dieser Sachverhalt ergab für mich ein klares Bild: Dieser Patient war schlicht und ergreifend vergiftet, d.h. sein Entgiftungssystem konnte die Menge der aufgenommenen Giftstoffe nicht mehr bewältigen. Hier musste ich dringend Abhilfe schaffen.

## Empfehlung:

Meine Empfehlung lautete, den Diamond Shield Zapper IE täglich zu nutzen und hierbei die Detox-ChipCard zur Hilfe zu nehmen, um die Entgiftung zu gewährleisten und ebenso die Holzelement-ChipCard zu verwenden.

### Verordnung:

In diesem Zusammenhang ist die Einnahme von
- Vegimanna und Glutathion, jeweils 1x 1 Kapsel (500 mg) täglich, enorm wichtig,
- sowie Arginin morgens und Ornithin abends, je 1 Kapsel (500 mg).

Ohne diese Aminosäuren ist die erschöpfte Leber kaum noch in der Lage ausreichend zu entgiften. Ansonsten verschrieb ich dem Patienten wegen der Schimmelpilzbelastung

- Samento, 2x 8 Tropfen täglich und
- Gewürznelkenöl, 2x 3 Tropfen täglich,
- sowie das Mannayan Basis Multi, 1x 1 Tablette täglich zur grundsätzlichen Unterstützung des Organismus.

## Verlauf:

Der Patient kam drei Wochen später in die Praxis, nachdem er die verordnete Kur sorgfältig durchgeführt hatte. Die Kopfschmerzen, derentwegen er ursprünglich zu mir gekommen war, hatten sich jedoch nur geringfügig verbessert.

Die Nachtestung ergab, dass sich zwar viele Werte gebessert hatten, dass sich aber die Leber und Umweltgifte – worauf ich ja am meisten gezielt hatte – lediglich zu 20% bewegt hatten, was natürlich zu wenig war. Ich erkannte hier eine Blockade in der Leber und besprach deshalb die große Leberreinigungskur mit dem Patienten. Als er erfuhr, dass man im Rahmen einer solchen Kur große Mengen an Glaubersalz zu sich nehmen musste, äußerte er Bedenken, da er einen sehr empfindlichen Magen hatte und beim Ausprobieren solcher Kuren bereits an diesem Problem gescheitert war.

Von daher entschied ich mich eine Alternative auszuprobieren, die ich schon bei vielen Patienten erfolgreich angewendet hatte. Ich verordnete ihm, mit dem FVE-Chip täglich, nachdem alle anderen Programme abgelaufen waren, die Leber, d.h. die Leberzellen zu öffnen, indem er die Elektrode über das Leberareal legte (siehe Glossar).

Er sollte täglich sechs Minuten auf diese Art verfahren und dies alle drei Tage um eine Minute erhöhen, bis er die vollen 20 Minuten erreicht hätte. Da das FvE die Fähigkeit besitzt, die Zellwände zu öffnen und aus den Zellen die Nitrosamine (siehe Glossar) herauszuziehen, die daraufhin im Kreislauf herumschwirren, handelt es sich hierbei um eine starke Entgiftungskur.

Es ist übrigens sehr beeindruckend den Zustand von Blut vor und nach der Anwendung der ChipCard in Dunkelfeldaufnahmen zu beobachten. Ist das Blut zu Beginn noch relativ sauber, so kann es nach der Anwendung von Schneeflocken – einer Art weißem Gries – übersät sein, die anzeigen, dass diese Nitrosamine tatsächlich aus den Zellen herauskommen.

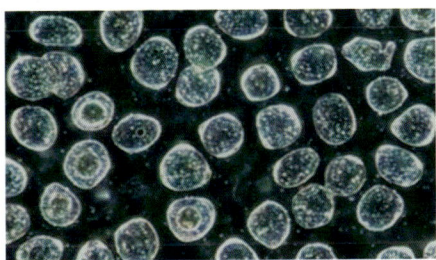 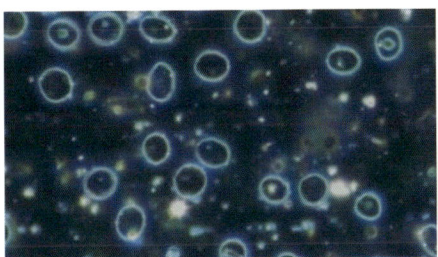

Um diese Nitrosamine erst einmal abzudecken, nimmt man vor der Anwendung der FvE-ChipCard einen halben Teelöffel Vegimanna ein. Vegimanna ist eines unserer stärksten, effektivsten und preiswertesten Präparate, das aus dem Pulver der acht wertvollsten Gemüsesorten besteht, deren sekundäre Pflanzenstoffe übrigens auch hilfreich im Kampf gegen Krebsbelastungen sind (siehe Glossar Vegimanna). Nach der Anwendung der FvE-ChipCard nimmt man erneut einen halben Teelöffel Vegimanna ein, um sicher zu stellen, dass all diese Umweltgifte ausgeleitet werden.

Der Patient kam nach drei Wochen wieder in die Praxis und tatsächlich stellte sich diese Behandlungsmethode als ein sensationeller Erfolg heraus, da sie ihn vollständig entgiftet hatte. Zwar hatten sich seine Kopfschmerzen in den ersten beiden Tagen erst leicht verstärkt, sie nahmen dann jedoch rapide ab, sodass er nach ca. fünf bis sechs Tagen beschwerdefrei war. Er führte die Kur dennoch weitere 21 Tage bis zum nächsten Praxistermin durch und sämtliche Symptome wie Erschöpfung, Müdigkeit bis hin zu seinem Stuhlverhalten hatten sich deutlich verbessert. Auch seine Hautunreinheiten waren sichtbar zurückgegangen. Es war wirklich einer unserer erstaunlichsten Fälle.

Die Messungen der Belastungen ergaben, dass die Umweltgifte zwar tatsächlich noch nicht völlig verschwunden, aber immerhin beträchtlich zurückgegangen waren. Ich empfahl ihm deshalb, die Kur weitere 21 Tage durchzuführen. Sollten sich alle Verbesserungen so konstant halten, sah ich keinen Grund den Patienten noch einmal in die Praxis zu bestellen. Er versprach mir, mich sofort anzurufen und einen Termin zu vereinbaren, falls die Symptome nicht zur Gänze verschwinden würden. Er rief mich dann auch vier Wochen später an um mir mitzuteilen, dass er sich mittlerweile fantastisch fühlte, wofür er sich nochmals herzlich bei mir bedankte. Dies erfreute mich natürlich sehr.

### Fazit:

Diese Art von Anwendung, d.h. ein gewisses Organ bzw. ein bestimmtes Areal des Körpers zu entgiften, indem man durch die FvE-ChipCard (siehe Glossar) einfach den Ort aktiviert, und zuvor einen halben Teelöffel Vegimanna einnimmt, ermöglicht eine so tiefgreifende Entgiftung, dass ich sie sehr gerne verschreibe.

Sie kann gerade im Rahmen der Selbsthilfe fantastische Ergebnisse erzielen und ist  überdies eine Pflichtanwendung bei jedem Patienten, der von Krebs befallen ist, da hier jede Krebszelle und jede Metastase gereinigt werden muss.

**Geschichte:**

Eine 43-jährige Patientin, die zunehmend an Cellulitis und anderen diffusen Symptomen litt, kam eines Tages zu mir in die Praxis. Auf meine Frage hin, aus welchem Grund sie in die Sprechstunde kam, konnte sie mir nicht genau erklären, was mit ihr los war. Sie berichtete, dass sie vor fünf Jahren starke Knieschmerzen hatte, woraufhin der behandelnde Arzt ihr damals eine Spritze verabreichte. Sie erzählte, dass ihr danach ganz „komisch" wurde und von Symptomen wie  leichtem Schwindel und leichtem Fieber. Sie brachte ihre Symptome damals nicht in Zusammenhang mit der Spritze und leider war ihr auch nicht bekannt, welches Mittel der Arzt ihr gespritzt hatte. Sie vertrat den Standpunkt, dass sich ihre Gesundheit von diesem Zeitpunkt an zusehends verschlechterte, auch wenn sie nicht wirklich wusste, was sie so sehr plagte.

**Elemententestung:**

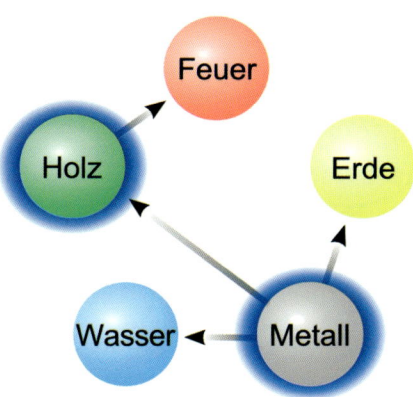

Die Elementetestung ergab etwas Merkwürdiges: Alle Symptome gingen vom Metallelement und Holz aus. Im Metall sind ja bekanntlich auch Bindegewebe und Haut mit enthalten. Das Bindegewebe agiert nicht zuletzt auch als ein Giftdepot unseres Körpers. Wenn eine Störung im Stoffwechsel besteht, so kann man davon ausgehen, dass der Körper Giftstoffe im Bindegewebe ablagert und sich nicht weiter zu helfen weiß. Ebenso werden hier auch gerne Säuren abgelagert, die wiederum zu Cellulitis und Hautunreinheiten führen und andere Phänomene verursachen.

Die Innere Milieu Testung am Bindegewebe bestätigte dann auch meine Vermutung, nämlich dass sämtliche Säuren, also Harnsäure, Phosphorsäure und nitrosativer Stress vorhanden waren, was mir natürlich zeigte, dass hier eine Vergiftung des Gewebes stattgefunden hatte. Möglicherweise hatte die Substanz in der Spritze dem Bindegewebe einen Schock versetzt und dort gewisse Prozesse blockiert, was ein Phänomen darstellt, das ich in der Praxis schon des Öfteren beobachten konnte.

Auch hier war das Mittel der Wahl eine starke Entgiftung und Entsäuerung. Da die Patientin aus finanziellen Gründen nicht so oft in die Praxis kommen konnte, empfahl ich ihr auf die „kostengünstigere" Methode auszuweichen, nämlich erst einmal in einen Diamond Shield Zapper IE sowie die von mir empfohlenen Mittel zu investieren.

Sie fing sofort mit der Umsetzung des Programms an und so musste sie erst wieder nach sechs Wochen in die Praxis kommen. Damit konnte sie sich die fünf Zwischentermine sparen.

## Empfehlung:

Die Verschreibung lautete also, das **Diamond Shield Meridianprogramm** täglich durchzuführen und anschließend mit der Detox-ChipCard zu entgiften. Da sich die Cellulitis vor allem an den Oberschenkeln ausgebreitet hatte, empfahl ich ihr das FvE-Programm rechts und links unter die Füße zu legen, sodass der Strom – der immer den kürzesten Weg geht – gezwungen war, von einem Bein zum anderen bzw. zur anderen Elektrode zu fließen.

## Verordnung:

Die Verordnung setzte sich wieder folgendermaßen zusammen:

Eine Aktivierung der Leber über

- Glutathion, 1x1 Kapsel (500mg) täglich,
- Arginin morgens und Ornithin abends, je 1 Kapsel (500mg),
- Vegimanna, jeweils 1x ½ Teel. sowohl vor als auch nach dem Zappen und
- ein großes Glas Wasser zur Entsäuerung und Entgiftung dazu.
- Außerdem das Mineralsalz, 1x 1/4 Teel. abends vor dem Schlafengehen,
- Mannayan Basis Multi+, 1x 1 Tablette täglich und
- Mannayan Flor für die Darmflora, 1x 1 Kapsel am Morgen
- Mannayan Detox+, 1x 1 Tablette täglich

Diätetisch basierte meine Empfehlung auf der Einhaltung einer strikten Schweinefleischkarenz und im Rahmen der Entsäuerung auf Alkohol, Zucker und Weißmehl zu verzichten. Der Verzehr aller anderen Lebensmittel war erlaubt, auch wenn ich ihr empfahl, tierische Eiweiße in der Nahrung zu reduzieren. Sie versprach dieses Programm durchzuführen und ich war gespannt auf das Ergebnis.

Sie kam sechs Wochen später in die Praxis und berichtete, dass sie mit dem Verlauf zufrieden war. Ich ging daraufhin den Katalog ihrer Beschwerden durch und musste zu meinem eigenen Erstaunen feststellen, dass sich an ihren Symptomen wenig geändert hatte, woraufhin ich sie scherzhaft fragte, inwiefern sie eine Verbesserung feststellen könne. Sie antwortete, sie fühle sich einfach besser, leichter und energetischer und habe mehr Lebensfreude, sodass die Symptome für sie einfach nicht mehr von so großer Bedeutung seien.

Das freute mich natürlich und die Testung ergab, dass die Werte tatsächlich um ca. 40% gesunken waren und es weiterhin viel zu tun gab. Also änderte ich nicht wirklich etwas an dem Programm, indem ich ihr empfahl durchzuhalten und die Entgiftung weiter durchzuführen.

Sie war damit einverstanden und kam dann sechs Wochen später wieder in die Praxis. Diesmal waren die Ergebnisse sehr beeindruckend: Nicht nur sämtliche Werte waren sehr viel  besser geworden, sie hatte darüber hinaus 10 Kilo an Gewicht  verloren und das ganz mühelos, wie sie freudig berichtete. Auch die Cellulitis war nur noch im Ansatz zu sehen und machte einen sehr geglätteten Eindruck.

Lediglich meine Empfehlung, drei Mal die Woche in leichtes Schwitzen zu geraten, hatte sie nicht eingehalten. Bis zu ihrem dritten Termin hatte sie aber auch diese letzte Hürde genommen: Sie ging nun wieder 4 bis 5mal wöchentlich joggen, einfach weil es ihr so viel Spaß machte. Sie hatte bereits in früheren Jahren gejoggt, hatte es jedoch frustriert wieder aufgegeben, nachdem es an ihren Symptomen nichts geändert hatte.

Sie kam noch zwei weitere Male in die Praxis und die Behandlung dauerte weitere vier Monate, wobei wir lediglich die Werte kontrollierten und das Programm weiter laufen ließen. Wir änderten hierbei weder die Rezeptur noch die Regulationsmechanismen.

## Fazit Diskussion:

Auch dieser Körper wollte in die Regulation. Eine unbekannte chemische Substanz hatte ihn jedoch blockiert und sich im Gewebe festgesetzt, wodurch ein Teufelskreis entstand, in dem sich immer mehr Säuren und Schlacken im Gewebe ablagerten; Frustration, Unlust und Bewegungsmangel waren die logische Konsequenz.

Für eine Besserung genügte es, die Meridiane in die Regulation zu bringen und vor allem die Schlacken im Bindegewebe zu bewegen, d.h. zu entschlacken und zu entsäuern. Weiterhin erfolgte eine tägliche Aktivierung der Reinigungsorgane mit der Detox-ChipCard, und mit der unterstützenden Einnahme von Vegimanna. Mit Präparaten wie Mannayan Basis Multi+ und den Aminosäuren, wurden die inzwischen untergegangenen Substanzen, die zur Entgiftung nötig waren, wieder aufgefüllt.

Hierbei handelte es sich also wieder um einen sehr einfachen Fall, wenn man das Behandlungsprogramm mit einer gewissen Konsequenz durchführt. Es hat sich abermals gezeigt, wie sich der Körper eigentlich sofort wieder regulieren möchte, sobald man unterstützend zwei bis drei Blockaden entfernt und somit seine Regulation anstößt.

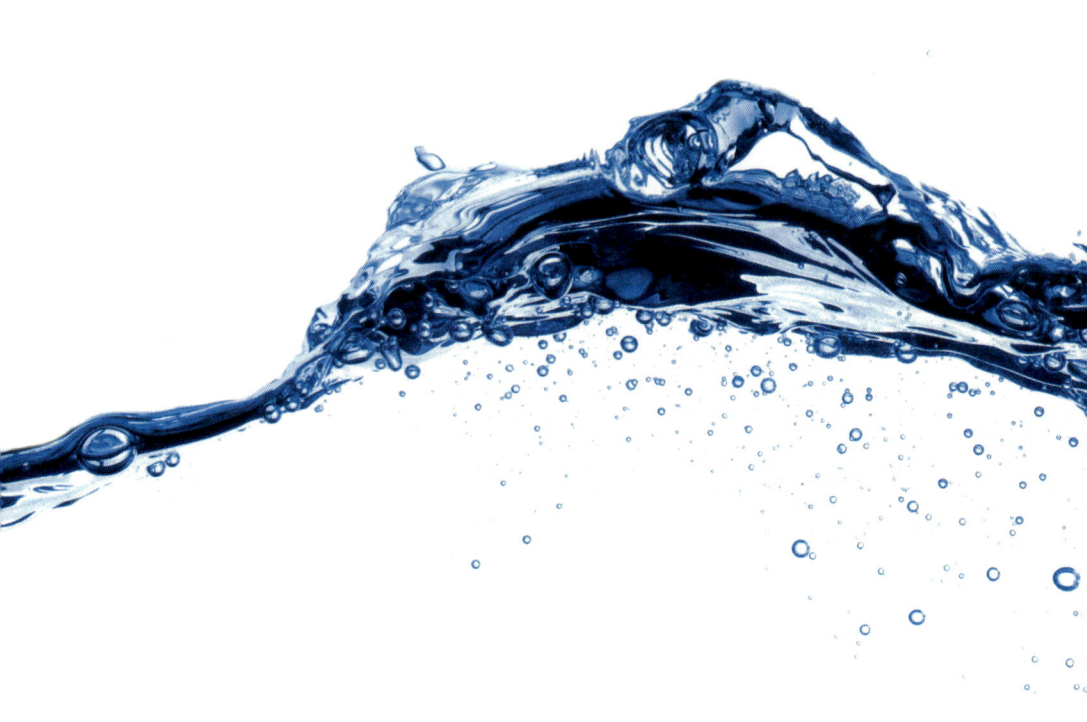

**Geschichte:**

Herr P., ein rüstiger Rentner von 65 Jahren und zugleich ein sehr freundlicher Mann, kam in die Sprechstunde und berichtete mir, dass er seit geraumer Zeit unter extremer Müdigkeit litt. Diese war so stark ausgeprägt, dass er ständig einschlief, selbst in Gesprächen konnte es passieren, dass sein Kopf einfach wegknickte. Darüber hinaus schlief er auch während des Fernsehens ein, was er sich einfach nicht erklären konnte, da er doch sein ganzes Leben sehr aktiv gewesen war.

Seine sonstigen Symptome waren gelegentliche Gelenkschmerzen als auch Kopfschmerzen, viel schwerwiegender war jedoch eine allgemeine Unzufriedenheit, die er zunehmend verspürte, da sein ganzer Lebenssinn durch die ständige Müdigkeit verlorenging.

Ich ging mit ihm den üblichen Fragenkatalog durch, um in Erfahrung zu bringen, unter welchen Problemen er ansonsten litt. Dabei lächelte er und sagte: „Ich habe nichts, ich bin gut eingestellt". Ich wurde augenblicklich hellhörig und hakte nach, was er damit meinte und ob er irgendwelche Medikamente einnahm. Er wiederholte jedoch erneut, dass ihm nichts fehle und wirklich alles in Ordnung sei.

Ich blieb hartnäckig und wiederholte meine Frage woraufhin er mit „Ja, ja" antwortete. Und es war eine dieser lustigen Szenen, die ich immer mal wieder in meiner Praxis erlebe: Ein Patient holt eine Tüte mit allen chemischen Medikamenten, die er gegenwärtig einnimmt, hervor (da in der Praxisinformation darum gebeten wird, diese mitzubringen).

Er nahm also zwei Antihypertonika, d.h. blutdrucksenkende Mittel, einen Betablocker, einen Cholesterinsenker, ein Antirheumatikum, ein Antidepressivum, ein Schlafmittel, sowie ein Kopfschmerz- und Rheumaschmerzmittel regelmäßig ein.

Es war einfach eine unglaubliche Menge an Pillen, auf die er lebenslänglich eingestellt war. Da er jedoch ein intelligenter Mann war, genügte es – wie so oft in solchen Fällen – ihm aus einem schlauen allgemeinmedizinischen pharmazeutischen Buch alle mit diesen Medikamenten verbundenen Nebenwirkungen vorzulesen. Auffällig war bei den meisten Medikamenten die Angabe von Müdigkeit und Erschöpfung! Eigentlich war der ganze Katalog seiner Beschwerden als mögliche Nebenwirkungen angegeben. Es soll nicht unerwähnt bleiben, dass er außerdem einen Magensäureblocker einnahm.

Da es mir als Heilpraktiker nicht erlaubt ist, chemische Präparate abzusetzen, fragte ich ihn, wie ich denn seiner Meinung nach verfahren sollte. Er antwortete: „Ja wenn ich die Medikamente nicht einnehmen müsste, dann würde ich diese gern von mir aus absetzen, aber der Arzt hat ja gesagt …"

Ich nahm mir ausreichend Zeit, um die Präparate im Einzelnen mit ihm zu besprechen, wobei er stets betonte: „Ja wenn sich eine Alternative anbietet, würde ich diese gerne ausprobieren, ich bin wahrlich nicht scharf darauf, ständig solche chemischen Mittel einzunehmen."

Ich versicherte ihm, dass es für die Mehrzahl dieser Medikamente eine passende Alternative geben würde und ließ mir die schulmedizinischen Berichte von ihm zeigen. Es stellte sich heraus, dass es im Grunde genommen keinen dringenden

Anlass für die Einnahme der Medikamente gab: Das EKG war unauffällig und der Blutdruck, der bei einem Wert von 165 zu 95 lag, war selbstverständlich zu hoch, jedoch war es nicht so gravierend, als dass er nicht auch mit komplementären Methoden zu behandeln gewesen wäre.

Ich erklärte ihm, dass ein Absetzen seiner Medikamente in Absprache mit seinem behandelnden Arzt erfolgen müsste, woraufhin er sich sofort einverstanden erklärte mit diesem zu sprechen. Ich wies ihn darauf hin, dass wir anschließend damit beginnen könnten, einige Mittel langsam auszuschleichen, d.h. alle paar Wochen die Dosierung zu halbieren, da ein abruptes Absetzen chemischer Mittel nicht möglich ist.

Jene Mittel, die eingenommen wurden, um die sekundären Wirkungen der ersteren abzufangen, wie z.B. der Magensäureblocker, konnte man ganz leicht durch ein einfaches Mineralsalz als Entsäuerungspulver in Kombination mit einer kleinen diätetischen Veränderung ersetzen. Ein Schlafmittel war absolut unnötig und auch das Antidepressivum sollte man so schnell wie möglich ausschleichen, indem wir alternative Präparate verabreichen würden. Auf die Schmerzmittel hoffte ich, durch die schnelle Entsäuerung und Entgiftung und vor allem durch die Regulation der Meridiane, ebenfalls verzichten zu können.

Diesmal musste ich nicht viel testen, sondern mehr Aufklärungsarbeit als sonst leisten. Auch das Cholesterinmittel hoffte ich durch die große Leberreinigung, die er einige Male durchführen musste, ersetzen zu können. Irgendwie hatte ich diesen Patienten zu einem Zeitpunkt erwischt, als er willig war und wie er es mit seinen eigenen Worten formulierte „Willig alle Schandtaten zu vollziehen". Wir fingen also an.

**Empfehlung:**

- Anwendung des Diamond Shield Grundprogramms täglich
- Detox ChipCard zum Entgiften täglich

Bei auftretenden Schmerzen:

- mit der Biblo-ChipCard Narbenentstörung,
- Lateralitätsstörung,
- und Diamond Shield Grundprogramm mehrmals ablaufen lassen und geerdet bleiben.

**Weitere Empfehlung:**

- Natürlich Griffonia, ein pflanzliches Tryptophan, um das Antidepressivum ausschleichen zu können, 2x 1 Kapsel täglich,
- Hohe Dosen an Aminosäurenkomplex, 2x 1 Kapsel täglich,
- Glutathion, 1x 1Tablette täglich,
- Arginin, 1x 1Tablette morgens und
- Ornithin, 1x 1 Tablette abends, um die Leber zu aktivieren,
- außerdem das Mannayan Power B+, 1x 1 Tablette täglich, sowie das
- Mannayan Basis Multi+, 2x 1 Tablette täglich zur Grund versorgung, und natürlich das
- Vegimanna 1x ½ Teel. täglich, eines der wichtigsten Mittel, um die Magensäure abzufangen,
- Mineralsalz, 1x ¼ Teel. in einem Glas Wasser vor den Mahlzeiten.

Ich empfahl dem Patienten das Mineralsalz zur Entsäuerung und dass er außerdem diätetisch auf säurebildende Mittel verzichten sollte, d.h. auf Zucker, Alkohol und Weißmehlprodukte.

Seinen geliebten Kaffee ließ ich ihm vorerst als kleinen Munter-macher. Diese Maßnahmen bildeten also die erste Stufe seines Behandlungsplans. Als er vier Wochen später wieder zu mir kam, hatte er die Medikamente soweit ausgeschlichen, dass er nur noch die Betablocker, die blutdrucksenkenden Mittel sowie sein Cholesterinmittel einnahm. Dem Patienten schien es trotz dessen keineswegs schlecht zu gehen. Im Gespräch mit seinem Arzt hatte dieser bezüglich des geplanten Ausschlei-chens Bedenken geäußert, vor allem was die Betablocker und die Blutdrucksenker betraf, jedoch erklärte er sich bei den rest-lichen Medikamenten einverstanden.

Wir erreichten nun die zweite Stufe des Behandlungsplans, d.h. er musste das Programm, an das er sich inzwischen gewöhnt hatte, weiterführen, allerdings mussten wir uns nun an das Ausschleichen der Cholesterinsenker wagen, was durch eine große Leberreinigung erfolgen sollte. Ich bat ihn, hierzu das Einverständnis seines behandelnden Arztes einzuholen und eine mehrmalige Messung seiner Cholesterinwerte in kürzeren Zeitabständen durchführen zu lassen, was er jedoch privat zahlen musste. Dennoch erklärte er sich damit einverstanden.

Ich ersuchte ihn außerdem, seinen Blutdruck täglich zu kontrol-lieren und die Antihypertonika unter regelmäßiger Kontrolle des Blutdrucks sehr langsam zu reduzieren. Außerdem sollte er die Blutdruck-ChipCard zur Hilfe nehmen. Sein behandelnder Arzt war mit der beschriebenen Vorgehensweise einverstanden, allerdings hatte er eine Auseinandersetzung mit Herrn P., da dieser ihm gegenüber den Wunsch äußerte, auch die restlichen Medikamente langsam auszuschleichen. Der Arzt murmelte daraufhin etwas von „auf eigene Verantwortung", wozu er in diesem Falle natürlich auch verpflichtet ist.

Nach drei Wochen, in denen sein Blutdruck normale Werte anzeigte, setzte der Patient – prompt und ohne mein Wissen – sämtliche Medikamente ab (selbst den Cholesterinsenker). Drei Tage später fühlte er sich wieder fit und normal, d.h. er war nicht mehr müde, sondern fühlte sich, wie er es ausdrückte, fitter als vor 10 Jahren, was ihn natürlich sehr erfreute. Er hatte die empfohlene Leberreinigung durchgeführt, in deren Verlauf eine Menge herausgekommen war. Ich beschwor ihn, diese Leberreinigung immerfort zu wiederholen, zumindest solange bis der Cholesterinwert den Normwert erreichen würde.

## Zur Unterstützung seines Herzens verschrieb ich ihm außerdem

- Mannayan Q10+, 1x 1 Kapsel täglich,
- Mannayan Vit D3, 1x 1 Kapsel täglich
- Mannayan Selen, 1x 1 Kapsel täglich.

Da das Mineralsalz bereits Calcium, Kalium als auch Magnesium enthielt, konnte ich beruhigt sein, dass er und sein Herz mit genügend Mineralien versorgt waren.

Diese Geschichte hatte ein Happy End: Der Patient konnte tatsächlich alle chemischen Mittel absetzen und sein Blutdruck als auch die Cholesterin- und Leberwerte waren nach drei Monaten völlig in Ordnung, sodass er sich so fit wie schon lange nicht mehr fühlte. Auch die rheumatischen Beschwerden und Kopfschmerzen waren so gut wie verschwunden und traten nur noch bei Wetterumschwüngen ganz leicht auf. Außerdem kam es lediglich am Kniegelenk, das er sich bei einem Skiunfall verletzt hatte, gelegentlich noch zu ganz leichten Schmerzen. Ansonsten war keines der Symptome mehr vorhanden.

## Fazit:

Wenn man die Blockaden im Körper entfernt und die Meridian-regulation anregt, kommt es selbst in solch einem Fall wieder zur Regulation. Man ist nicht gesund, wenn man „gut einge-stellt" ist. Das ist ein Aberglaube, da chemische Medikamente, die man ein Leben lang einnimmt, stets schädlich sind. Niemand nimmt sich die nötige Zeit, um sich über alle mögli-chen Nebenwirkungen auf dem Beipackzettel zu informieren. Der Leser würde sehr bald merken, dass sämtliche Symptome, unter denen man leidet, bereits auf diesem Beipackzettel aufgelistet sind. Natürlich darf man diese Medikamente nicht eigenmächtig und abrupt absetzen, sondern dies muss mit einem Arzt abgesprochen werden. Außerdem gestaltet sich der Fall ganz anders, wenn beispielsweise organische Schäden wie Herzklappenfehler, Herzmuskelentzündungen oder ver-stopfte Gefäße vorliegen. Hier muss für eine angemessene Behandlung sehr genau unterschieden und abgewogen werden.

Ich warne hier ausdrücklich davor, ohne Absprache mit Ihrem Arzt die Mittel abzusetzen. Wenn Ihr Arzt taub auf diesem Ohr ist, steht es Ihnen frei, den Arzt zu wechseln. Die Mehrheit der Ärzte sind verständnisvolle Menschen, die Ihnen helfen wollen. Die meisten Menschen sind auf die eine oder andere Weise durch die eingenommenen chemischen Mittel vergiftet. Oftmals treten diese Vergiftungen erst durch einen Kumulationseffekt nach 10 oder 15 Jahren in Erscheinung und man muss sich im Klaren sein, dass dies früher oder später der hohe Preis ist, den man zu zahlen hat. Die Aussagen von Ärzten, denen zufolge man keine Nebenwirkungen zu befürchten hat, wenn das Medikament gut vertragen wird, sind falsch, da Vergiftungen selten sofort eintreten, sondern sich vielmehr schleichend entwickeln.

Der Körper hat ständig damit zu tun, diese Chemikalien durch Reduktion und Oxidationsprozesse abzubauen und auszuleiten, sodass die Reserven selbst bei dem robustesten Menschen früher oder später erschöpft sind. Die hier entstehenden Blockaden sind oft in der Leber, dem Gewebe und der Niere zu finden. Und selbst mit Hilfe einer vernünftigen Entgiftung ist es kaum zu schaffen, diese wieder in Gang zu bekommen. Die Behandlung muss Schritt für Schritt erfolgen, d.h. eine sorgfältige Entgiftung der Leber dauert mindestens ein Jahr. Diese lange Dauer ist nicht verwunderlich, wenn man sich fast 60 Jahre lang falsch ernährt bzw. „falsch" gelebt hat und es sich somit nicht um eine Veränderung handelt, die von einem Tag auf den anderen erfolgen kann.

Heutzutage steht uns eine Vielzahl von Hilfsmitteln, wie beispielsweise Blutdruckmessgeräte oder Laboruntersuchungen für die Kontrolle unserer Werte zur Verfügung. Man sollte also kein unnötiges Risiko eingehen und die Mittel nur in dem Maße reduzieren, wie man eine Verbesserung feststellt.
Sind diese Blockaden aber verschwunden, gibt es meiner Erfahrung nach sehr selten sogenannte essentielle Symptome, damit sind Symptomatiken gemeint, bei denen die Ursache unbekannt ist, z.B. hoher Cholesterin, hoher Blutdruck oder sonstige Werte.

Im Allgemeinen kann der Körper in die Regulation zurückkehren und vor allem strebt er danach. Er wird lediglich durch die vorhandenen Blockaden, die wir in diesem Buch besprechen gehindert. Wenn man sich die Mühe macht, eben diese Blockaden zu entfernen, ist eine Regulation, und damit verbunden eine Gesundung, in den allermeisten Fällen möglich.

## Zusammenfassung systematische Vergiftung:

Die Intensität der Anwendungen hängt von der Schwere der Vergiftung ab. Hier das minimale Programm, das über 6 Wochen verwendet werden sollte.

- Diamond Shield Grundprogramm, 1x täglich mit Erdung
- Detox-Programm, 1x täglich mit Erdung
- Vegimanna, 1x 1 Teel. täglich in einem Glas Wasser
- Mannayan Detox+, 1x 1 Tablette täglich
- Bitterstern, 2x 8 Tropfen täglich
- Aminosäurekomplex, 1x 1 Kapsel täglich
- Mannayan B Komplett+, 1x 1 Tablette täglich

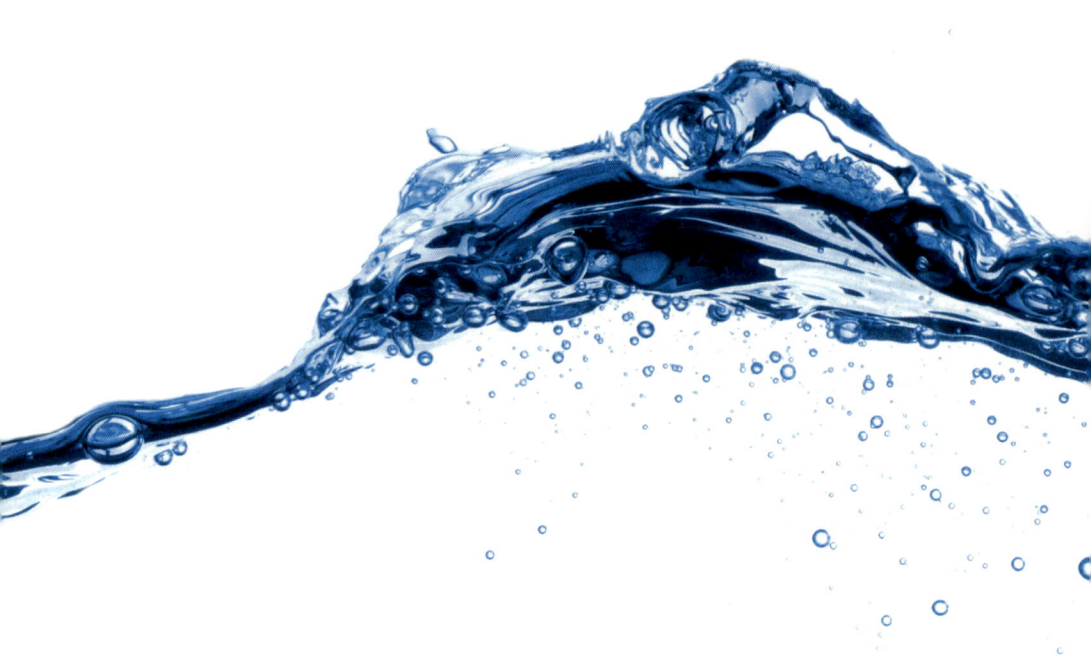

Bei aufkommenden Erkältungen möchte ich zu allererst von meinen eigenen Erfahrungen berichten. Seitdem ich die Möglichkeit entdeckt habe, mich mit dem Diamond Shield Grundprogramm selbst auszugleichen, gesteuert durch Impuls Entladung und anschließender Erdung für 50 Minuten, habe ich in den letzten zwei Jahren sowohl im Frühjahr als auch im Winter mindestens zwei bis drei Erkältungen abwenden können. Als sich trotz der Anwendungen doch einmal eine Grippe zu manifestieren drohte, fühlte ich innerlich, dass es nach zwei Jahren Beschwerdefreiheit an der Zeit war, mein Immunsystem wieder zu trainieren und zu aktivieren. Außerdem mussten alle Toxine, die von den Bakterien erzeugt worden waren, ausgeschieden werden.

Es war also sehr heilsam, den Erkältungsprozess mit Fieber und Schweiß durchzumachen. Erfreulicherweise dauerte dieser nur wenige Tage an und ich fühlte mich danach wieder sehr schnell wohl. Aufschlussreich ist in diesem Kontext, dass ich mich normalerweise nach einer Erkältung immer noch wochenlang mehr als schwächlich gefühlt hatte. Dieser Zustand gehörte jedoch seit den erwähnten Anwendungen mit dem **Diamond Shield Grundprogramm** der Vergangenheit an.

Ich entdeckte diese Anwendung zufällig: Eines Tages fühlte ich, dass ich krank werden würde, d.h. dass ich eine Erkältung bekommen würde. Ich war müde, fühlte mich abgespannt, hatte unruhige Glieder und wollte mich einfach nur hinlegen und ausruhen.

Ich kenne meinen Körper ausreichend, um diese Vorzeichen richtig zu deuten und zu wissen, dass ich am nächsten Tag mit allen Symptomen einer ausgeprägten Erkältung aufwachen würde. Aus völlig anderen Gründen habe ich an diesem Tag die Diamond Shield Programme durchlaufen lassen und bin anschließend wie immer 50 Minuten geerdet geblieben, weil ich gerade ein Experiment mit Viren durchführte.

Ich war ziemlich verblüfft, als ich nach ca. 50 Minuten bemerkte, dass so gut wie alle Symptome, wie Abgespanntheit, Müdigkeit und selbst die Unruhe, ausnahmslos verschwunden waren und ich mich folglich wieder völlig normal fühlte. Auch wenn dieser Umstand für mich mehr als ungewöhnlich war, nahm ich ihn dankbar an und behielt die Geschichte im Kopf.

## Analyse: Was war geschehen?

Die Erdung hatte die Radikalen abgefangen, nachdem das **Diamond Shield Grundprogramm** alle Meridiane durchflutet und ausgeglichen hatte, was in meinem Zustand offensichtlich ausreichend war.

Die Radikale, die durch die statischen Ladungen und Wechselströme erzeugt wurden, konnten durch die Erdung abgeleitet werden und somit konnte mein Immunsystem spielend mit den restlichen Belastungen fertig werden. Innerhalb der nächsten zwei Jahre spielte sich bei jeder Durchführung dieser Anwendung ein ähnliches Szenario ab, mit dem einzigen Unterschied, dass ich hier das sehr wirksame Mannayan Vit C+ im akuten Zustand einnahm und darüber hinaus das Mannayan Antioxi+, das aus Antioxidantien besteht. Da es sich bei beiden Mitteln um Radikalfänger handelt, bestätigte sich, dass es sich genau um diese Wirkung handelte.

Offensichtlich konnte mein Immunsystem die Erkältungs-
neigungen durch diese einfachen Maßnahmen und Unter-
stützungen gut abfangen.

Bei dem Thema Grippe und Erkältung könnte ich über
Dutzende von Menschen berichten, die ähnliche Erfahrungen
gemacht haben und die Freundlichkeit hatten, mir dies sowohl
mündlich als auch schriftlich wiederzugeben.
Ich werde jedoch lediglich zwei ausführen, da der Verlauf stets
der gleiche ist, aber wir viele Berichte jährlich hierzu bekommen, was wiederum bestätigt, dass die Anwendung funktioniert.
Ich werde noch von zwei weiteren Fällen berichten, die nicht so
einfach verlaufen sind, um aufzuzeigen wann welche zusätzlichen Schritte eingeleitet werden können, falls die im
Allgemeinen ausreichenden einfachen Maßnahmen nicht greifen.

Bei Frau S. handelt es sich um eine sehr aktive Therapeutin, die mit einer Anwendung gegen Erkältungen in Verbindung mit dem **Diamond Shield Grundprogramm** bereits gearbeitet hat, da ich diese bei einem meiner letzten Seminare allen Teilnehmern erklärt hatte. Sie hatte die Anwendung damals sofort an sich als auch einigen ihrer Patienten ausprobiert. Es zeigte sich, dass sie wunderbar funktionierte, was sie sehr dankbar machte. Allerdings funktionierte die Anwendung nicht so reibungslos, als sie einmal selbst erkrankte (Therapeuten sind ja meist die schwierigsten Patienten).

Es stellte sich zwar eine vorübergehende Besserung ein, jedoch hielt diese nicht an, sodass sie sich am nächsten Tag wieder wie gerädert fühlte. Es war offensichtlich, dass ihr Körper noch ankämpfte und die Erkältung gleichzeitig versuchte, durchzubrechen. Wie sie mir berichtete, hat sie das Diamond Shield Grundprogramm daraufhin ganz einfach bis zu vier, fünf Mal hintereinander ablaufen lassen und ist im Anschluss daran eine Stunde geerdet geblieben. Sie hat das Programm immer so lange laufen lassen bis sie einen Unterschied, d.h. eine leichte Verbesserung ihres Zustands, spüren konnte.

Sie erinnerte sich dann, dass das Schnupfenprogramm unter SCH und das Grippeprogramm unter GR im Diamond Shield Zapper IE enthalten sind. Sie testete erst aus, was sie benötigte und fing daraufhin an, das Schnupfenprogramm mehrmals ablaufen zu lassen. Außerdem nahm sie an diesem Tag auch das Mannayan Vit C+, bis zu 3x 2 Tabletten als auch das Mannayan Antioxi+ 3x 1 Tablette. Dies hatte zur Folge, dass sie sich wesentlich besser fühlte, was für sie sehr wichtig war, da ihre Praxis voller Patienten war. Am nächsten Tag stellte sie fest, dass ihr Körper immer noch kämpfte, und wiederholte deshalb erneut alle Programme mehrmals. Darüber hinaus setzte sie auch die Einnahme der Mittel Mannayan Vit C+ und Antioxi+ fort. Aufgrund ihrer Erschöpfungszustände beschloss sie zusätzlich Mannayan Vit D3, 1000 µgr, 1 Kapsel, Mannayan Selen 1 Kapsel, sowie Mannayan B Komplett+, 2x 1 Tablette einzunehmen, um wieder zu Kraft zu gelangen. Dies stellte dann den endgültigen Durchbruch dar, da sie ihre Erkältung mit dieser einfachen Anwendung auskurieren konnte und es ihr folglich möglich war ohne Unterbrechung weiterzuarbeiten.

## Analyse:

Das **Diamond Shield Grundprogramm** hat die Meridiane ständig in Regulation gehalten; zusätzlich hat die Erdung die Radikale größtenteils ausgeleitet. Die eingenommenen Radikalfänger haben ihr Immunsystem sehr unterstützt und das Vitamin B hat die notwendige Energie zur Aktivierung des Stoffwechsels freigesetzt. Da Frau S. keine weiteren Blockaden hatte, genügte diese Anwendung vollkommen.

Das Schnupfenprogramm setzt sich aus Frequenzen zusammen, die gegen das Bild von Streptokokken und Staphylokokken wirksam sind. Diese konnten damit gedämpft werden, sodass sie letzten Endes nicht durchgebrochen sind.

**Geschichte:**

Herr B. aus Landshut kam eines Nachmittags zu mir in die Praxis. Er war ein 53-jähriger Patient, der schon seit Jahren aufgrund vieler Symptome erfolgreich von mir behandelt wurde. Er kam mittlerweile nur noch zur jährlichen Kontrolle, um überprüfen zu lassen, ob seine Elemente nach wie vor noch frei sind. Zusätzlich ließ er auch einige Entgiftungsmaßnahmen durchführen. Herr B. besitzt natürlich einen Diamond Shield Zapper IE, den er regelmäßig und begeistert verwendet. Eines Tages fühlte er, wie sich eine schlimme Grippe anbahnte. Die Schwere in den Gliedern war extrem, und selbst nachdem er das **Diamond Shield Grundprogramm** zur Regulation durchlaufen ließ und sich geerdet hatte, verspürte er noch keine Besserung. Er rief mich kurz an und erkundigte sich nach möglichen Ratschlägen. Ich riet ihm die Programme öfters zu wiederholen und zusätzlich mindestens dreimal am Tag das Schnupfen- und Grippeprogramm laufen zu lassen. Ergänzend verschrieb ich ihm Mannayan Vit C+, in der Akutphase 3x 1 Tablette täglich, sowie Mannayan Antioxi+, in der Akutphase 3x 1 Tablette täglich.

Da er allerdings aus Landsberg kam, musste er die empfohlenen Mittel bestellen und es dauerte zwei Tage bis diese bei ihm ankamen. Von daher beschloss er, folgendes Experiment durch zu führen: Jedes Mal, wenn er sich schlechter fühlte, führte er das **Diamond Shield Grundprogramm** und das Grippe- sowie das Schnupfenprogramm 3mal, immer mit anschließender Erdung, solange durch, bis er sich besser fühlte. Er hatte zufällig eine HNO-ChipCard bei sich zu Hause, weil wir seine Stirnhöhle und Herde bereits zu einem früheren Zeitpunkt behandelt hatten. Er hatte zudem noch dunkel in Erinnerung, dass diese ChipCard die Frequenzen von weiteren Streptokokken und Staphylokokken in sich gespeichert hatte.

Außerdem hatte er auch die Detox-ChipCard, die die Entgiftung der Organe aktiviert, verwendet. Er wendete also noch zusätzlich 2x am Tag die HNO- und die Detox-ChipCard an. Danach fühlte er sich sofort viel besser, was offensichtlich einen Durchbruch darstellte. Als die Mittel dann endlich zwei Tage später bei ihm ankamen, ging es ihm bereits so gut, dass er diese in niedrigerer Dosis anwenden konnte. Da er sich nicht mehr in der Akutphase befand, reichten tendenziell 1 bis 2 Tabletten pro Tag.

## Analyse:

Auch dieser Fall zeigt wieder den gleichen Sachverhalt, nämlich dass die Regulation der Meridiane und die anschließende Erdung einen Großteil der Radikale abfangen konnten. Die zusätzliche Durchführung des Schnupfen- und Grippeprogramms dämpfte außerdem die Bakterien und Viren. Damit die Schlacken aus dem Körper ausgeleitet werden konnten, wurde sodann zusätzlich die Entgiftung aktiviert. Schlussendlich wurde die HNO-ChipCard (für Hals, Nasen, Ohren) angewandt. Diese ist bei Kindern mit HNO-Problemen sowie bei der Dämpfung von Bakterien sehr wirksam wie mir selbst zwei unabhängige Kinderärzte bestätigt haben. Hier zeigte sich auch indirekt, dass die Entgiftungskapazität des Patienten, die wir schon seit Jahren regelmäßig bei ihm aktivieren mussten, eventuell immer noch nicht völlig auf der Höhe ist und deshalb hin und wieder eine kleine Unterstützung benötigt, welche durch die Anwendung der erwähnten ChipCards ganz einfach ermöglicht werden kann.

**Geschichte:**

Herr F. aus Germering ist ein sehr beschäftigter Bankange-stellter, der Erkältungen nach eigenen Bekundungen nicht gebrauchen kann, weil es bei ihm „um zu viel geht". Mit solch einer Einstellung bin ich natürlich nicht einverstanden, jedoch ist es ihm in seiner jetzigen Lebensphase nicht möglich eine Veränderung herbeizuführen.

Immerhin ist er sich selbst gegenüber so verantwortungs-bewusst, dass er darauf achtet sich biologisch zu ernähren, viel zu trinken und sich regelmäßig im naturheilkundlichen Sinne durchchecken und regulieren zu lassen. Dies macht er nicht zuletzt, um zumindest einen Ausgleich zu seinen immensen Aufgaben im Rahmen seiner ungesunden stressigen Berufs-tätigkeit zu schaffen. Dies ist durchaus vernünftiger als durch die Einnahme chemischer Präparate durchhalten, d.h. sich aufputschen, zu wollen, ein Verhalten, das mittlerweile ein Großteil der in Deutschland betroffenen Menschen in solchen Situationen aufzeigt.

Herr F. fühlte eindeutig, dass er krank werden würde und ließ sich deshalb einen Nottermin in unserer Praxis geben. Der Schnelltest ergab daraufhin, dass es sich um einen handfesten grippalen Infekt handelte und wir das Immunsystem sehr schnell und stark aktivieren mussten. Es war unklar, ob wird den Infekt überhaupt noch abfangen konnten, jedoch war es allemal einen Versuch wert.

Ausnahmslos alle seine Meridiane wurden mit dem **Diamond Shield Grundprogramm** ausgeglichen. Es war nicht verwunderlich, dass er als Angestellter in einem Büro unter Blockaden litt, die durch Elektrosmog bedingt wurden. Dieser Elektrosmog sowie eine hohe elektrische Ladung wurden sofort ausgeleitet, was erfahrungsgemäß mit dem neuen Diamond Shield Zapper IE leicht zu bewerkstelligen ist. Gleichzeitig wollten wir klotzen und nicht kleckern, das verlangte schließlich selbst der Patient.

**Verordnung:**

Dementsprechend verschrieben wir

- Samento, alle 20 Minuten 10 Tropfen,
- Takuna, alle 40 Minuten 10 Tropfen.

Diese beiden Mittel bestehen aus Kräutern, die das Immunsystem speziell auf Viren aktivieren. Außerdem das

- Mannayan Glucan+, 1x 1 Kapsel täglich, ebenfalls gegen die Viren,
- Mannayan Vit C+ hochdosiert, 3x 1 Tablette täglich,
- Mannayan Antioxi+, 3x 1 Tablette täglich,
- Mannayan B Komplett+, 1x 1 Tablette täglich,
- Mannayan Selen, 1x 1 Kapsel täglich,
- Mannayan Vit D3, 1x 1 Kapsel täglich,
- zusätzlich die Immunsystem-ChipCard (eine ChipCard, die das Immunsystem aktiviert) 2x am Tag,
- zusätzlich die BiBlo-ChipCard.
- Um den Elektrosmog auszugleichen und abzuleiten, sollte er eine tägliche Entladung von mindestens zwei Stunden durchführen.

Der Patient rief drei Tage später an und berichtete von einem „Wunder". Er hätte sich niemals vorstellen können, dass er in solch einem Ausmaß kuriert werden könne, vor allem, da er sich an dem Tag, als er zu uns in die Praxis kam, so elend gefühlt hatte. Wie erwähnt, war die Anwendung lediglich ein Versuch gewesen, der letztlich  funktioniert hat. Obwohl der Patient sich bereits am nächsten Tag beschwerdefrei fühlte, nahm er die Ergänzungsmittel fleißig weiter und hielt darüber hinaus auch das Zapperprogramm eine Woche lang aufrecht.

Borreliose und Epstein Barr sind zwei Belastungen, die mit der Diamond Shield Zapper Technologie gut zu behandeln sind, wie der folgende Vortrag und die Fall-Dokumentationen zeigen. Deswegen ist er hier fast vollständig enthalten.

Zur Erinnerung: die Borreliose ist als eigenes Programm unter der Bezeichnung BO in dem Diamond Shield Zapper bereits enthalten. Die Frequenzen sind sehr effektiv. Daher empfehle ich, damit behutsam umzugehen. Falls (Entgiftungs-) Reaktionen auftreten, immer abklingen lassen, bevor das Programm wieder verwendet wird. Allerdings auch nicht länger abwarten, um den Erregern keine zu lange Regenerationszeit zu geben.

## Vorteile und Ergebnisse der neuen Zapper-Technologie in der Behandlung der Epstein-Barr-Belastung

Auszüge aus einem Vortrag, den Hp Baklayan beim jährlichen Kongress des Arbeitskreises TREF und Bioresonanz am 13. Juni 2015 gehalten hat. In diesen Ausführungen möchte ich neuere Fälle aus den letzten zwei Jahren vorstellen, in anderen Worten Fälle, die mit der neuen Zapper-Technologie behandelt wurden, die in dem Diamond Shield mit integriert ist.

## Zur Erinnerung:

Der neue Diamond Shield Zapper IE hat einige außergewöhnliche technische Fähigkeiten, die einmalig auf dem Markt sind:

1. **Konstant-Strom-Regelung:** Die Intensität wird in Ampère gemessen, so dass der Strom unabhängig von Hautbeschaffenheit und -feuchtigkeit konstant bleibt.
2. **Stufenloses Wobbeln:** einen ganzen Bereich zwischen einer unteren und einer oberen Frequenz automatisch abdecken.
3. **Auch einseitiges Wobbeln:** bei Meridian- und Organ-Unterstützungstherapie
4. **Modulation:** jede Frequenz kann bis zu 254-fach moduliert (multipliziert) werden, so dass zwei Frequenzen gleichzeitig ablaufen.
5. **Mikroströme:** bis zu 0,1 Volt, wodurch ganz andere biologische Wirkungen möglich werden.
6. **Kombination:** All diese Technologien können kombiniert werden, also gleichzeitig stufenlos Wobbeln, modulieren und konstanten Strom, was ein ziemliches technisches Meisterwerk ist.
7. **Erdung**
8. **Impuls Entladung**, also Ein- und Ausschalten des Gerätes während der Therapie mit gleichzeitiger Erdung, so dass die alten Spannungen und Radikale abfließen.

## Diamond Shield Professional:

Übrigens können all diese technischen Fähigkeiten beim Diamond Shield Professional auch aus- und zugeschaltet werden.

**Versuch eines dokumentierten Vergleiches:**

Obwohl es nicht ganz einfach ist zu dokumentieren und zu vergleichen, wie die Ergebnisse früher waren im Vergleich zu heute, konnte ich doch anhand der alten Patienten-Kartei einen Vergleich zwischen den beiden Technologien leicht nachweisen, bezüglich der Wirkung auf verschiedene Erreger.

Als Beispiel dazu habe ich den Epstein Barr Virus ausgearbeitet, da er öfters vorkommt und genügend betroffene Patienten für eine Auswertung vorhanden waren, sowohl mit der alten wie mit der neueren Technologie der Zapper.

Die gesamte Wirksamkeit hat sich gegenüber den früheren Anwendungen um das Vierfache erhöht. Das kann ich Ihnen als Entwickler aus erster Hand zuverlässig berichten. Übrigens haben alle Diamond Shield ChipCards die Technologien der Modulation, Wobbeln, und Impuls Entladung integriert.

## Testvergleich
zwischen

| Diamond Shield Zapper mit | herkömmlicher Zapper, |
|---|---|
| ▪ Modulation<br>▪ stufenlosem Wobbeln<br>▪ Impuls Entladung und Erdung<br>▪ Konstantstrom-Regelung | den ich in der Praxis früher verwendet habe ohne diese technischen Innovationen |

anhand des Epstein-Barr-Virus mit der klassischen Clark-Frequenz.

## Patienten gut:

Durchschnittswerte von jeweils 9 bis 11 Patienten, gemessen mit der Trikombin-Technologie im intrazellulären Raum. Ich habe mit Absicht diesen sogenannten „Härtetest" gewählt, also im intrazellulären Raum gemessen, da alles andere ein falsches Bild vermitteln würde.

## Zur Erinnerung:

Die höchste Verstärkung/Belastung ist bei: 160
Sollwert liegt natürlich bei: 0
Beobachtungszeitraum: 6 Wochen
Anwendungszeit: immer ca. 7 Minuten
Messung grundsätzlich nach 2 Tagen Karenz (ein Tag vorher keine Behandlung, um die Ergebnisse nicht zu verfälschen).

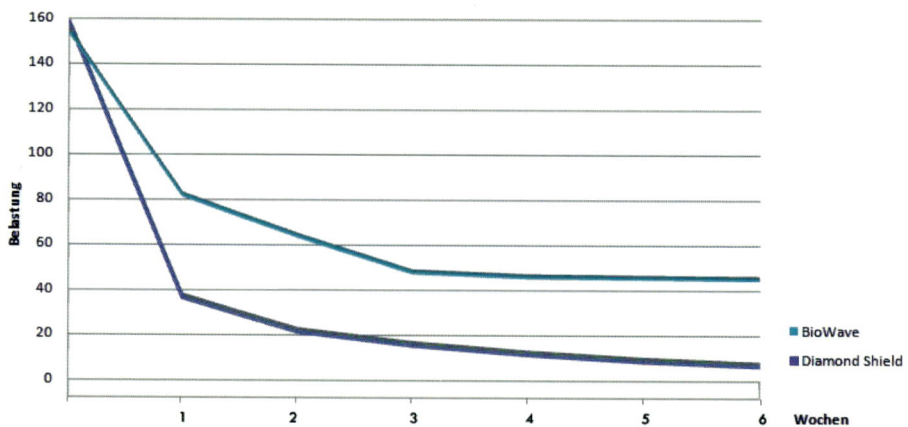

**Ergebnis:**

Der Wert beim Diamond Shield Zapper ist ca. um das Vierfache besser!

Wie Sie unschwer erkennen können, geht in der ersten Woche bereits der Wert beim gängigen Zapper auf ca. 82 und beim Diamond Shield auf ca. 38.

**Hinweis:**

Die oberen gröberen Werte (Reinigung) senken sich im Verhältnis immer viel schneller als die späteren unteren „Restwerte". Je tiefer die Werte (Restwerte in der Zelle), umso schwieriger der Fortschritt.

Dies erkennt man deutlich in der Kurve ab der 3. Woche, wo beim gängigen Zapper kaum noch ein Fortschritt zu erkennen ist (ca. 49 auf 44), jedoch der Wert für den Diamond Shield schon auf 18 fällt und weiter absinkt bis auf ca. 10.

Der Unterschied zwischen den beiden, also der Durchschnittswert 44 beim gängigen Zapper und 10 beim Diamond Shield, zeigt deutlich eine höhere Wirksamkeit von ca. 400% vom Diamond Shield. Zieht man noch in Betracht, dass der Fortschritt in den untersten Werten viel schwieriger ist, spricht das Ergebnis noch viel deutlicher für den Diamond Shield.

**Bestätigung durch viele Therapeuten**

Außerdem ist es so, dass alle Therapeuten, die diese Technologie verwenden, ausnahmslos den deutlichen Eindruck haben, dass der Fortschritt der Therapie viel schneller ist und die Wirkung vor allem viel tiefer geht als früher. In der zweiten Hälfte meiner Präsentation einige Fälle, die das gut dokumentieren:

## Epstein Barr

### 1. Fall:
**Männlich, 48, Vertreter für medizinische Geräte**

Der Patient klagte bei der Erstaufnahme über starke Leistenschmerzen seit Jahren, deren Intensität langsam zunahm, wobei hier keinerlei Lymphknoten-Schwellungen zu verzeichnen waren. Gesichtsnervenschmerzen, die leicht an Trigeminus-Neuralgie erinnerten, nur nicht so stark und nicht anfallsweise, sondern dauernd, dadurch auch Konzentrationsstörungen und Vergesslichkeit, die sein berufliches Leben durchaus beeinträchtigten. Gelegentlich Schwindelattacken, die allerdings nicht orthostatisch waren.

Nach der Testung des Inneren Milieus wussten wir, dass wir uns auf die parasitäre, virale und Schimmelpilz-Belastung konzentrieren mussten. Bei den Parasiten handelte es sich hauptsächlich um den Leber-Egel, bei den Schimmelpilzen vor allem um die Aspergillen-Familie.

Viren-Gattungen: Varizellen, Herpes simplex zoster, Epstein Barr, Zytomegalie und Coxsackie.

**Wir setzten also den Diamond Shield Zapper ein:**
- Grundprogramm Diamond Shield, täglich einmal durchlaufen lassen.
- Anschließend 50 Minuten erden.
- HSX-ChipCard für Epstein Barr-Familie, alle 3 Tage, nach 2 Wochen jeden 2. Tag, nach weiteren 2 Wochen täglich.

Bereits nach 4 Wochen waren die Leistenschmerzen weg und die Gesichtschmerzen um 40% reduziert. Der Patient fühlte sich klarer und geistig fitter.

Ich war trotzdem mit den Ergebnissen nicht zufrieden und speicherte ihm die Epstein Barr-Frequenzen von Frau Dr. Clark und die Frequenzen vom Leberegel auf eine Master-ChipCard. Die ersteren sind übrigens auf der neuen Epstein Barr-ChipCard (EBV-CC) enthalten und die zweite auf der ChipCard Vier Egel, nach zwei weiteren Monaten: eine deutliche Besserung um 80%. Diese hielt auch auf Dauer an.

**Verordnung:**

- Takuna, 3x 8 Tropfen täglich
- Mannayan Glucan, 1 x 1 Kapsel täglich
- Silberwasser, 2x 1 Teelöffel
- Bitterstern, 2x 8 Tropfen täglich
- Mannayan Detox, 1x 1 Kapsel täglich (für die Leberentgiftung)
- Juglandis, 2x 1 Teelöffel (wegen den Parasiten)
- Citroplus, 2x 8 Tropfen (Schimmelpilze und Viren)
- Vegimanna, 1x ½ Teelöffel mit viel Wasser zur Entgiftung und Reinigung des Darmes

## 2. Fall:

**Weiblich, 33, aus Haidhausen, Chefsekretärin in einer Anwaltskanzlei.** Ständig laufende Nase, was in letzter Zeit immer schlimmer wurde. Dass klares Sekret ihr täglich aus der Nase fließt, hatte sie schon seit der Kindheit. Außerdem eine leichte Akne, beides störte sie im beruflichen Leben sehr, vor allem ihr Image als Chefsekretärin. Bei Stress hatte sie auch öfters Durchfälle.

Der Routinetest des Inneren Milieus ergab: Schwerpunkt der Therapie musste auf Viren, Schimmel, und Parasiten verlegt werden.

Sie kam nach vier Wochen wieder, und es hatte sich noch nicht zu viel getan. Also beschlossen wir gemeinsam, dass es sinnvoller wäre, einen Diamond Shield Zapper zu verwenden in Kombination mit Platezappen. Wir verwendeten das Nasen-epithel und Nasensekret in einem Glas mit Platezappen, das sie täglich für 5 Minuten anwenden sollte:

Nasenepithel
Eigenes Nasensekret

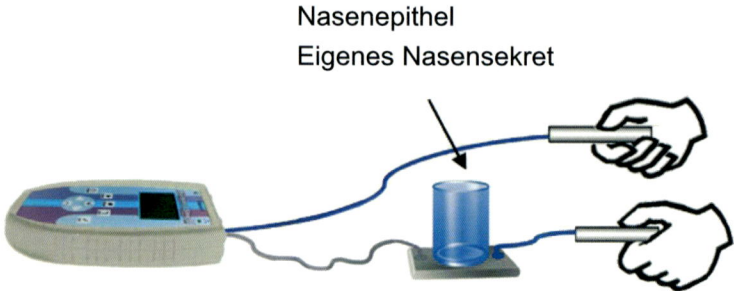

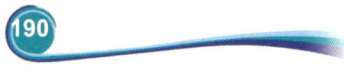

**Achtung:** Das Platezappen war in meiner Praxis ziemlich in Verruf geraten – aus dem einfachen Grund, weil die Ergebnisse sehr sehr gering waren. Patienten zappten fleißig täglich mit ihren Plates, aber bei den Nachtestungen waren die Fortschritte mehr als dürftig. Schließlich machte uns der Kollege Hp Jürgen Vollmer darauf aufmerksam, dass die alten Platten vom Biowave 21 aus eloxiertem Aluminium bestehen und daher nicht leitend sind! Das war die Erklärung, da hier nachweislich kein Strom fließen kann.

Seitdem wir jetzt mit den neuen DS Zappern Plates mit leitendem Edelstahl verwenden, sehen die Ergebnisse ganz anders aus.

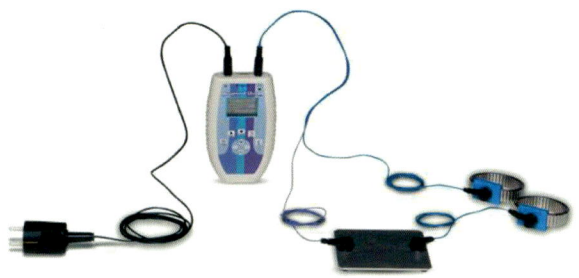

Bei den Viren testeten wir Adeno-Viren, Epstein Barr, Zytomegalie.

Nach weiteren 4 Wochen wurde die laufende Nase besser, Durchfälle besser, Akne ganz weg. Sie führte einfach dieses Programm noch weitere 2 Monate durch, es wurde immer besser und alle Beschwerden verschwanden.

## Begleitende Verordnung:

- Silberwasser 2x 1 Teelöffel täglich
- Juglandis 2x 1 Teelöffel mit viel Wasser täglich
- Citroplus 2x 8 Tropfen täglich
- Papain-Kur 3 Tage und 7 Tage Pause
- Mannayan Glucan 1x 1 Kapsel
- Mannayan Basis Multi 1x 1 Tablette täglich

## 3. Fall:
### Weiblich, 45, Firmenberaterin

Die resolute und selbstsichere Frau stellte sich bei uns in der Praxis mit der Diagnose: „Burnout" vor. Es hatte sich in den letzten 5 Jahren schleichend entwickelt, und sie hatte anfangs die Symptome nicht ernst genommen. Die Erschöpfungszustände vermehrten sich zunehmend und führten sekundär zu Schlaflosigkeit und sozialen Kontakteinschränkungen. Außerdem eine zunehmend trockene Haut mit Juckreiz und im letzten Jahr Wundheitsgefühl im Mund, sowie Druck- und Verkrampfungsgefühl im rechten Rippenbogen. Sie wurde klinisch durchgecheckt, und es fehlte ihr organisch nichts.

Das Innere Milieu ergab
- den Schwerpunkt Parasiten im Bereich der Nematoden (Spulwürmer und Kindermadenwurm)
- sowie eine virale Belastung im Vordergrund.
  Dabei handelte es sich um die Varizellen, Zytomegalie, Epstein Barr und Coxsackie-Viren A4, B1 und B4.

Sie hatte kurz vor Beginn dieser Beschwerden ein Kind bekommen, das inzwischen 4 Jahre alt war, sich aber aus Karrieregründen so gut wie keine Auszeit gegönnt.

Wir fingen klassisch an, mit dem Diamond Shield-Grundprogramm täglich, sowie Entspannungs- und Wohlfühl-Programm am Abend vor dem Einschlafen, anschließend 50 Minuten geerdet bleiben. Jeden zweiten Tag HSX-ChipCard einmal ablaufen lassen.

Als sie 4 Wochen später wieder kam, waren Druckgefühl und Wundheitsgefühl im Mund besser und sie hatte sogar mehr

Energie. Das gleiche Programm wurde fortgesetzt.

2 Monate später: Besserung aller Symptome, auch „Burnout" besser – in anderen Worten, die regelmäßigen Krisen tauchten nicht mehr auf. Einen Monat später lächelte sie breit und beantwortete alle Fragen mit: „Es geht sehr gut."

Einen weiteren Monat später behauptete sie: „Es geht noch besser." Sie musste dann diese regelmäßigen Kontrollen abbrechen und gab das Kind als Grund an. Ich beschwor sie, das Programm allein weiter zu führen, da ihre Werte zwar sehr gut waren aber die Belastungen nicht verschwunden. Ich weiß, wie tückisch der Epstein Barr sein kann.

## Verordnung:

- Mannayan Basis Multi+, 1x 1 Tablette
- Silberwasser, 2x 1 Teel.
- Bitterstern, 2x 8 Tropfen
- Schwarzkümmel, 2x einen Teel.
- Juglandis, 2x 1 Teel.
- Papainkur, 2 Tage die Woche und 5 Tage Pause, insgesamt 8x.
- Noni, 2x einen Teel.

## 4. Fall:

**Männlich, 48. Traunstein, Außendienst-Mitarbeiter,** der ständig unterwegs und extremem Stress ausgesetzt ist. Schweres Burnout, mit allen klassischen Symptomen von der Schlaflosigkeit bis zu depressiven Verstimmungen, Arbeitsunfähigkeit, Zurückgezogenheit, emotionales Ungleichgewicht, schwere Verstopfung. Er nimmt seit 5 Jahren Antidepressiva. Er braucht sehr viel Ruhe, das Kurzzeit-Gedächtnis hat sich extrem verschlechtert und „er bekommt nichts mehr hin".

## Verlauf:

Nach nur 6 Wochen geht es ihm wieder gut, er kann wieder lachen, der Stuhlgang ist wieder gut und regelmäßig. 7 Wochen später: er hat nach Absprache mit dem behandelnden Arzt (der natürlich versuchte es ihm auszureden) seine Antidepressiva halbiert. Es geht ihm sehr gut. Alle Bekannten werden jetzt uns jetzt in die Praxis geschickt.

## Testergebnis:

- Hohe Belastungen an Dünndarm, Leber und Galle.
- Das innere Milieu ergab eine hohe virale, bakterielle und parasitäre Belastung:
    o Herpes simplex, Adeno-Viren, Herpes progenitalis, Epstein Barr und noch ein paar andere.
    o Parasiten vor allem Rundwürmer
    o und Clostridien (Bakterien) am Dünndarm.

## Verordnung:

- Diamond Shield Grundprogramm, 1x täglich ablaufen lassen
- täglich 45 Minuten Erdung
- HSX ChipCard, 1x täglich ablaufen lassen. (Frequenzen von Epstein Barr und Herpes-Viren)
- CLST Programm ChipCard, 3x die Woche ablaufen lassen  (alle Clostridien- Frequenzen)
- Relax-Programm (im Gerät enthalten) vor dem Einschlafen ablaufen lassen

## Präparate zur Unterstützung:

- Bitterstern, 2x 8 Tropfen täglich
- Colovital, 1x 1 Tablette täglich
- Juglandis, 2x 1 Teel. in Wasser täglich
- Samento, 2x 10 Tropfen täglich
- Papainkur, 3 Tage die Woche
- Mannayan Power B+, 1x 1 Tablette täglich
- Mannayan Basis Multi+, 1x 1 Tablettte täglich
- Aminosäurekomplex, 1x 1 Kapsel täglich

# Borreliose

## 1. Fall:
### Männlich, 55. Unternehmer aus Dachau

Der Patient stellte sich im April vor mit allgemeinen Gelenk-schmerzen, vor allem der Klein- und Mittelgelenke, die unab-hängig von Bewegung und Belastungen geschmerzt haben. Die Schmerzen kamen und gingen – bis zur Bewegungs-unfähigkeit wenn sie besonders akut waren. Dazu kam eine Pollen-Allergie, die zwar mit zunehmendem Alter etwas leichter wurde, die ihn aber doch noch sehr quälte in der Pollenzeit, die gerade aktuell war. Er nahm hochdosiertes Cortison, sonst „könne er seinen Alltag nicht bestreiten", wie er angab. Ansonsten waren die Symptome unauffällig, gelegentlich bei Stress Stuhlverstopfung, und Kopfschmerzen begleitend dazu.

Sein Zeitmanagement war nicht das Beste, er machte auf mich einen sehr netten, aufgeschlossenen aber doch chaotischen Eindruck und er wirkte überfordert von seiner Firma. Die typische Manager-Krankheit äußerte sich unter anderem darin, dass er keine „Puffer-Zonen" für sich selbst in seiner Jahres-planung vorsah. Da er auch Single war, besaß er weitgehend keinen Rhythmus in seinem Alltag, was sich nicht zuletzt in der Elementen-Testung daran zeigte, dass das Metall-Element blo-ckiert war. Obwohl er es nicht wirklich zugab, hatte ich durch die Chakren/Ebenen-Testung auch den Eindruck, dass er doch zu leichten depressiven Verstimmungen neigte, (Blockaden des Herz-Chakras auf der neurovegetativen (4.) Etage). Der Ablauf sollte meinen Verdacht bestätigen.

Das Innere Milieu zeigte, dass hier die virale und intrazelluläre Belastung im Vordergrund stand (Benzolderivate, Xylol und Toluol im Vordergrund).

Es testeten unter anderem
- die verschiedenen Borrelien-Gattungen wie die
  o   Borrelia burgdorferi,
  o   Borrelia afzelii und
  o   Borrelia garinii
- und Viren:
  o   Coxsackie,
  o   Varizellen,
  o   verschiedene Herpes Viren
  o   und der Epstein Barr.

Der vorgegebene Schwerpunkt der Therapie war eindeutig: Borrelien und Viren.

Da der Patient sehr gestresst war, war ihm die Verordnung eines Diamond Shield Zappers mit den entsprechenden Chip Cards sehr recht, damit er nur ab und zu zur Kontrolle kommen müsste.

**Empfehlung:**

- täglich einmal Diamond Shield Grundprogramm
- Dazu 2mal wöchentlich das BO-Programm, das bereits in dem DS Zapper standardmäßig enthalten ist. Zur Erklärung: das BO Programm enthält alle relevanten Frequenzen, die für die verschiedenen Borrelien-Stämme notwendig sind.

- Und 3mal wöchentlich das HSX ChipCard-Programm. Die HSX ChipCard enthält wiederum die Frequenzen, die die ganze Familie der Varizellen enthält, betrifft also auch Herpes und Epstein Barr.
- Dazu unbedingt erden, täglich 50 Minuten lang.

**Begleitend verschrieben wir:**

- Samento, 2x 8 Tropfen täglich
- Citroplus, 2x 8 Tropfen (Viren)
- Schwarzkümmelöl, 2x ½ Teel täglich
- Bitterstern (Ausleitung der Umweltgifte), 2x 8 Tropfen täglich
- Mannayan Glucan+, 1x 1 Kapsel täglich.
- Mannayan Spezial Multi+, 1x 1 Kapsel täglich

Er reduzierte das Cortison in Absprache mit dem behandelnden Arzt (der schulterzuckend sagte: „Ihr Risiko, Sie sind gut eingestellt.") erst auf jeden 2. Tag und nach drei Wochen auf jeden 3. Tag. Nach weiteren drei Wochen nahm er kein Cortison mehr und nach ca. weiteren 3 Wochen hatte er keinerlei Beschwerden mehr.

Allerdings waren nach unseren Testungen die Belastungen von Borrelien und Viren immer noch vorhanden, und es dauerte ca. 1,5 Jahre, bis wir diese auch nach Provokationen und in den höheren Etagen (Megahertz-Bereich bis 36 mHz) nichts mehr testen konnten. Übrigens beruhigte sich seine Pollen-Symptomatik in dieser Zeit auch weitgehend.

Interessant am Ablauf war, dass er mir bei einer Nachtestung ca. 6 Wochen nach der Erstaufnahme berichtete, dass er beobachten konnte, dass jetzt manchmal nach der Erdung von 50 Minuten am Abend nachts die Gelenkschmerzen gelegentlich auftraten, ja ihn sogar weckten. Das interessierte mich und wunderte mich zugleich. Auf meine Rückfragen stellte sich heraus, dass sich neben seinem Bett eine Steckdosenleiste befand, an die verschiedene Geräte wie Nachttischlampe, Handy-Ladegerät, Computer usw. angeschlossen waren.

Nachdem ich ihn darauf aufmerksam machte, fiel ihm selbst auf, dass in der Zeit, in der er sich erdete, die Schmerzen nachließen und erst dann wieder auftraten. Auf meine Bitte hin, diese Steckdose zu entfernen, verschwanden die Schmerzen restlos! Es bestätigt meinen Verdacht, dass Bakterien in der Nähe von Strom „wild" werden.


## 2. Fall:
### Männlich, 54 Jahre, Landschaftsgärtnermeister aus Regensburg

Dieser rustikale, nette und bodenständige Mann stellte sich in der Praxis vor, und ein einziger Blick auf seine Hände genügte, um zu wissen, warum er kam. Die offizielle Diagnose lautete: Rheumatoide Arthritis der Hände mit akuten Entzündungen und Bewegungseinschränkung. Ein schlimmer Fall, denn er war in seiner beruflichen Tätigkeit verständlicherweise gehemmt. Es hat ihn sehr belastet, da er befürchtete, seine Arbeitsstelle zu verlieren. In seinen eigenen Worten: Er sei „zu jung, um schon in die sogenannte altersbedingte Arbeitslosigkeit zu geraten."

Er hatte schon einiges erfolglos versucht. Eine Borreliose wurde schulmedizinisch festgestellt. Er berichtete über eine gelegentliche Verstopfung, das bestätigte sich dann bei der Testung der entsprechenden – für die Entgiftung zuständige – Ebene (4300) Plexus-Chakra Oberbauch.

Er hatte auch finanzielle Probleme seit seiner Scheidung und keine Möglichkeiten, sich extra etwas dazu zu verdienen. In anderen Worten, wir mussten uns darauf einstellen, dass die Abstände zwischen den Terminen in der Praxis größer bleiben sollten.

Wir fanden nach Testung des Inneren Milieus eine ganze Reihe von Parasiten und Bakterien, aber der Schwerpunkt war eindeutig die Borreliose-Belastung am Nervensystem. Insbesondere Borrelia burgdorferi und B. garinii testeten stark. Er wollte aus Prinzip kein Cortison einnehmen, nahm aber Schmerzmittel, ohne die es nicht mehr auszuhalten war.

Es war naheliegend, dass er sich selbst mit dem Diamond Shield therapierte und zu Kontroll-Testungen nur alle 4 Wochen kam. Für solche Patienten rechnet sich diese kleine Investition immer.

**Verordnung:**

- Diamond Shield Grundprogramm mit Impuls-Entladung täglich mit 50-minütiger Erdung anschließend.
- Dann das Borreliose-Programm „BO", das in dem Diamond Shield schon mitintegriert ist. Anfangs alle 3 Tage und nach 2 Wochen auf jeden 2. Tag erhöhen und nach weiteren 2 Wochen täglich.
- Detox-ChipCard, die die Ausscheidungswege gut anregt, also Lymphe, Darm, Niere und Leber, 2mal wöchentlich.

Bereits zum ersten Nachtest-Termin 4 Wochen später war er schmerzfrei und hatte alle Schmerzmittel abgesetzt. Außerdem berichtete er, er habe viel mehr Energie und sein Stuhl hätte sich verbessert. Verbesserung der Symptome bis jetzt.

**Begleitend verschrieben wir:**

- Samento, 2x 8 Tropfen täglich
- Bitterstern, 2x 8 Tropfen täglich
- Juglandis, 2x einen Teelöffel
- Silberwasser, 2x einen Teelöffel täglich
- Papainkur, 2 Tage die Woche und 5 Tage Pause
- Mannayan Spezial Multi+, 1x 1 Kapsel täglich

## 3. Fall:

**Männlich, 59. Passau.**

Er hatte eine technische Ausbildung, war aber schon lange arbeitslos und verrichtete verschiedene Hausmeister-Tätigkeiten. An der rechten Hand waren zwei Finger blau verfärbt mit Taubheit und Thromboseverdacht, ein sehr dauerhaft schmerzhafter Zustand, wie man sich unschwer vorstellen kann. Das ganze Areal war entzündet, rot und geschwollen.

Er war in der Klinik gewesen und die die Diagnose lautete: Verdacht auf Gefäß-Verschluss, aber es kam zu keiner endgültigen Diagnose, da alle Tests und Blutbilder ohne Befund waren.

Unsere Testung ergab eine hohe Borreliose-Belastung, sowie Umwelt-Belastungen wie Holzschutzmittel, Formaldehyd, und Insektizide in der Leber.

Er besaß bereits einen Diamond Shield Zapper, den er noch nicht eingesetzt hatte, da er auf den Termin in unserer Praxis gewartet hatte. Wir nutzten das aus, um ihm das BO (Borreliose) Programm, das in dem Zapper mit integriert ist, jeden zweiten Tag ablaufen zu lassen.

Bereits nach der ersten Behandlung, in der die Borreliose gezappt wurde, hatte er nachts eine starke Reaktion mit Zunahme der Schmerzen. Da hat er uns ziemlich verflucht, wie er später erzählte, aber am nächsten Tag war die Hand bereits gut! Was immer den Verschluss herbeigeführt hatte, hatte sich gelöst.

Alle sonstigen Symptome waren auch viel besser, und er fühlte sich beschwerdefrei. Seitdem hat er regelmäßig gezappt und die Mittel eingenommen.

**Verordnung:**

- Samento, 2x  8 Tropfen täglich
- Derma clean L, 2x 1 Teel. in Wasser (eine Kräuterkombination, die die Leberfunktionen unterstützt)
- Juglandis,  2x 1 Teel. in Wasser. (gegen Parasiten)
- die Papain-Kur, zwei Tage die Woche mit fünf Tage Pause.

## 4. Fall:

**Weiblich, 27. Studentin aus Freising.**

Sie bekam das Pfeifferische Drüsenfieber 2011, das sich ziemlich lang hinzog.

Seitdem hat sie sich nie ganz erholt. Sie fühlt sich ständig müde, hat chronische Halsschmerzen, die sie bei jedem Stress spürt. Auch ständige Nasennebenhöhlen-Entzündungen und aufkommende Infekte erschweren ihr den Alltag. Insgesamt machte sie einen ziemlich unglücklichen Eindruck.

Die Testung des inneren Milieus ergab den Schwerpunkt ihrer Belastung bei Parasiten: speziell Rundwürmer, Blutparasiten, und natürlich wie erwartet Viren (Pfeifferisches Drüsenfieber wird durch den Epstein Barr Virus ausgelöst) und eine hohe Schimmelpilz-Belastung. Bei den Viren handelte es sich hauptsächlich um: Adenoviren, Varizellen, Epstein Barr, Zytomegalie und verschiedene Coxsackie Viren.

## Verlauf:

Nach der Erstaufnahme und Behandlung kam sie 4 Wochen später: der Allgemeinzustand war schon besser. Vor allem die Müdigkeit und Erschöpfung waren nicht mehr so ausgeprägt.

Weitere vier Wochen später hatte sie keinerlei Infekte mehr und weitere vier Wochen später waren alle Symptome weg. Es wurde jetzt die große Schwermetall Ausleitung gemacht. Da fühlte sie noch einen Schub in Richtung einer Besserung. Insgesamt blieb sie 8 Monate lang in Therapie.

**Verordnung:**

- Diamond Shield Grundprogramm, täglich
- Wohlfühl-Programm, täglich vor dem Einschlafen für einen besseren Schlaf.
- nachts anschließend geerdet bleiben.
- Silberwasser, 2x 1 Teel. täglich.
- Bitterstern, 2x 8 Tropfen täglich.
- Citroplus, 2x 5 Tropfen täglich
- Juglandis, 2x 1 Teel. täglich in Wasser
- Noni, 2x einen Esslöffel täglich.

In der Therapie ist uns ein Meilenstein gelungen, indem wir die Meridian-Kombinationen, die ein Kernelement der chinesischen Medizin ausmachen, gezielt durch die Verwendung der harmonikalischen Frequenzen ansteuern. Durch dieses Vorgehen wird eine sehr starke und tiefgehende Therapie ermöglicht.

Lassen Sie sich von dem Hauptsymptom leiten, das in aller Regel passt. Sollten die sekundären Symptome teilweise auch noch passen, benötigen Sie wirklich die ChipCard. Das einzige, von dem wir Ihnen dringend abraten, ist eine gleichzeitige Dämpfung und Unterstützung des gleichen Elements. Dies würde sich widersprechen, da es nicht möglich ist, gleichzeitig zu kühlen und zu erhitzen.  Auf Seite 213 finden Sie eine hilfreiche Indikationsliste, mit der Sie die 5 Elemente ChipCards auch des Öfteren verwenden können.

Die Fünf-Elemente-Lehre ist ein Modell zur Naturbeschreibung, die dynamische Prozesse im Bereich des Lebendigen als Werden, Wandlung und Vergehen betont. Abgeleitet aus der Natur, dienen die Elemente Metall, Erde, Feuer, Wasser und Holz zur Beschreibung der Wechselwirkung zwischen Mensch und Umwelt. Die Wechselbeziehung dieser Elemente hat einen Prozessablauf zur Folge, der als Zyklus dargestellt wird und auf die Abläufe im Bereich des Organischen des menschlichen Körpers angewandt wird.

Die fünf Elemente können als fünf Phasen zyklischer Wandlungsprozesse gesehen werden, die sich gegenseitig beeinflussen:

## Wandlungsphase Metall

Die erste Kontaktinstanz, die Wandlungsphase Metall, ermöglicht die Kommunikation mit der Umwelt, indem sie die Qi-Einflüsse entweder passieren lässt oder sie schützend abwehrt. Diese Instanz nimmt also das Qi auf und kommuniziert es dem Individuum in rhythmischer Weise und verleiht ihm dadurch Beständigkeit und Widerstandsfähigkeit

## Wandlungsphase Erde

Der zentralen Instanz, der Wandlungsphase Erde, werden die aufgenommenen energetischen Qi-Einflüsse zugeführt und es findet eine „Trennung des Klaren vom Trüben" statt, d.h. es wird entschieden was dem Menschen von Nutzen ist und integriert werden kann und was ihm schadet und deshalb ausgeschieden wird.
Neben dieser Funktion klärt diese zentrale Instanz auch alle emotionalen, intellektuellen und mentalen Prozesse.

## Wandlungsphase Feuer

Bei der Wandlungsphase Feuer handelt es sich um eine dynamische Phase. Jede aktive Lebensäußerung, sowohl motorischer, als auch geistiger, emotionaler oder intellektueller Natur, benötigt für ihren Ausdruck eine Konzentration, eine Abstimmung und Zusammenhalt.

## Wandlungsphase Wasser

Die Wandlungsphase Wasser verschafft dem Individuum die erforderliche Grundlage. Die Ahnenreiche, das angehäufte Potenzial seiner Vorfahren, welches sich über die Jahrhunderte intensiviert hat, liefert den lebendigen Funktionen die Lebenskraft.

In diesem großen Potenzial sind Talente, Anlagen und Begabungen, d.h. also die „angeborene Konstitution" gespeichert.

## Wandlungsphase Holz

Die Wandlungsphase Holz ermöglicht es, dass Begabungen
und Leistungsvermögen, die im Funktionskreis „Niere" ruhen,
nach außen abgebildet und verfügbar gemacht werden können.
Mit Tatkraft, Antrieb und Phantasie leitet dieser Bereich das
Potenzial aus dem Sammelbecken der Vergangenheit an die
Projektionsebene des Funktionskreises „Herz".

## HOLZ Dämpfung     Kopfschmerzen

**Diese ChipCard gehört zum Regelkreis des Holz-Elements.
Das Element HOLZ reguliert Leber und Gallenblase.**

Es reguliert somit auch die gestaute Leber, die bei der Erfüllung
ihrer vielen Funktionen überfordert ist, vor allem bei der Entgiftung und dem Gallenfluss. Die Galle reagiert bekanntlich
sehr empfindlich auf jeglichen Stress, woraus sich alle weiteren
Symptome ableiten.
Wenn das Element Holz gestaut oder übererregt ist, entstehen
dadurch hauptsächlich **Kopfschmerzen**, oft begleitet von
großer Reizbarkeit und Krämpfen.

Denken Sie auch bei folgenden Beschwerden daran:
Diese ChipCard kann also auch bei der Behandlung von
**Krämpfen** und **Reizbarkeit** ausprobiert werden.

**Diese ChipCard gehört zum Regelkreis des Holz-Elements. Das Element Holz reguliert Leber und Gallenblase.**

Es reguliert also auch die geschwächte Leber, die ihren vielen Funktionen nicht mehr gerecht wird, vor allem der Entgiftung und auch der Gallenproduktion und -entleerung (Fettverdauung). Die Galle reagiert bekanntlich sehr empfindlich auf jeglichen Stress. Daraus leiten sich alle weiteren Beschwerden ab.

Denken Sie auch bei folgenden Beschwerden daran:
- Kopfschmerzen mit Drehschwindel
- Fettverdauung gestört
- Schmerzen im Unterbauch
- Schmerzen im Schädeldach

Sekundär:
- Plötzlich auftretende Schmerzen im Unterbauch
- verspannt, verkrampft, nervös
- Schmerzen im Schädeldach
- Erbrechen von klarem Schleim

## FEUER Dämpfung     Nervöse Unruhe

Das Element Feuer in der chinesischen Medizin reguliert die Meridiane Herz und Dünndarm und ihre Funktionen. Wenn diese gestaut oder entzündet oder übererregt sind, müssen sie gedämpft (beruhigt) werden.

Denken Sie auch bei folgenden Beschwerden daran:
- Beklemmungsgefühl,
- Spannungsgefühl in der Nabelgegend


## FEUER Unterstützung     Angst

Das Element Feuer in der chinesischen Medizin reguliert die Meridiane Herz und Dünndarm und ihre Funktionen. Wenn diese geschwächt sind, müssen sie unterstützt werden.

Denken Sie auch bei folgenden Beschwerden daran:
- Herzklopfen oder „Herzstolpern, mit Angstgefühl verbundene Beklemmung in der Herzgegend
- Schlaflosigkeit
- Stuhl mit Beimengung unverdauter Speisen

## ERDE Dämpfung    Magenschmerzen

Das Element Erde in der chinesischen Medizin reguliert die Meridiane Magen und Milz/Pankreas und ihre Funktionen.

Denken Sie auch bei folgenden Beschwerden daran:
- saures fauliges Aufstoßen
- Hungergefühl mit Bauchkollern

## ERDE Unterstützung    Appetitlosigkeit

Das Element Erde in der chinesischen Medizin reguliert die Meridiane Magen und Milz/Pankreas und ihre Funktionen.

Denken Sie auch bei folgenden Beschwerden daran:
- gestörte Verdauung
- kalte Extremitäten

## METALL Dämpfung    Erkältung

Das Element Metall in der chinesischen Medizin reguliert die Meridiane Lunge und Dickdarm und ihre Funktionen.

Denken Sie auch bei folgenden Beschwerden daran:
- Husten mit Auswurf
- Verstopfung
- geschwollener geröteter Hals

## METALL Unterstützung    Asthma

Das Element Metall in der chinesischen Medizin reguliert die Meridiane Lunge und Dickdarm und ihre Funktionen.

Denken Sie auch bei folgenden Beschwerden daran:
- Kurzatmigkeit, asthmatisch
- spontaner Schweißausbruch
- Frösteln

## WASSER Dämpfung    Schmerzen im Genital

Das Element Wasser in der chinesischen Medizin reguliert die Meridiane Niere und Blase und ihre Funktionen.

Denken Sie auch bei folgenden Beschwerden daran:
- Urin stockend

## WASSER Unterstützung    Potenzstörung

Das Element Wasser in der chinesischen Medizin reguliert die Meridiane Niere und Blase und ihre Funktionen.

Denken Sie auch bei folgenden Beschwerden daran:
- häufiges Wasserlassen
- Gedunsenheit

# Indikationen:

| | |
|---|---|
| Abgeschlagenheit, Müdigkeit | ERDE Unterstützung |
| Abmagerung | ERDE Unterstützung |
| Angst , präkordiale | FEUER Unterstützung |
| Appetit vermindert | ERDE Unterstützung |
| Appetitlosigkeit | ERDE Unterstützung |
| asthmatische Zustände | METALL Unterstützung |
| Atem beschleunigt | METALL Dämpfung |
| Atem schwer | WASSER Unterstützung |
| Atemfunktion gedrückt | ERDE Unterstützung |
| Atemnot, besonders im Liegen | METALL Unterstützung |
| Atmen mühsam mit hochg. Schultern | METALL Unterstützung |
| Aufstoßen laut | ERDE Unterstützung |
| Aufstoßen sauer, faulig | ERDE Dämpfung |
| Augen, Glaskörpertrübung (Mouches volantes) | WASSER Unterstützung |
| Augenlider gerötet, geschwollen, schmerzend | HOLZ Dämpfung |
| Bauch gedunsen | ERDE Unterstützung |
| Bauch Schmerzen | FEUER Unterstützung |
| Bauch Spannung und Schmerzen, ausstrahlend in Lenden, Hüften, Hodensack | FEUER Dämpfung |
| Bauchschmerzen verschlechtert durch Druck | METALL Dämpfung |

| | |
|---|---|
| Bauchschmerzen, Kollern und Glucksen in den Eingeweiden | METALL Unterstützung |
| Beklemmungsgefühl | FEUER Dämpfung |
| Benommenheit, schwerer Kopf | ERDE Unterstützung |
| Bettnässen | WASSER Unterstützung |
| Drehschwindel | HOLZ Dämpfung |
| Drehschwindel | WASSER Unterstützung |
| Durchfall | FEUER Unterstützung |
| Durchfall | METALL Unterstützung |
| Durchfall außergewöhnlich übelriechend | METALL Dämpfung |
| Durchfall mit wässrigem Stuhl | ERDE Unterstützung |
| Durchfall morgens | WASSER Unterstützung |
| Durchfall, Hydrantenstühle, nach langanhaltender Darmentzündung, Aftervorfall Schleimabsonderung | METALL Unterstützung |
| Durst | FEUER Dämpfung |
| Durst mit großer Trinkmenge | ERDE Dämpfung |
| Erbrechen von klarem Schleim | HOLZ Unterstützung |
| Erbrechen von saurer Nahrung | ERDE Dämpfung |
| Erinnerungsfähigkeit vermindert | FEUER Unterstützung |
| Fettverdauung schwierig | HOLZ Unterstützung |
| Gedunsenheit | WASSER Unterstützung |
| Gelbsucht | ERDE Unterstützung |
| Gesicht gerötet | HOLZ Dämpfung |

| | |
|---|---|
| Gesicht wächsern | METALL Unterstützung |
| Gesichtsfarbe schwärzlich | WASSER Unterstützung |
| Gewebeschwund des Gliedes | WASSER Unterstützung |
| Hals geschwollen, gerötet | METALL Dämpfung |
| Halsschmerzen | METALL Unterstützung |
| Harngrieß | WASSER Dämpfung |
| Herzklopfen | HOLZ Dämpfung |
| Hitze in der Brust | FEUER Dämpfung |
| Hodensack Schmerzen | HOLZ Unterstützung |
| Hunger mit Bauchkollern | ERDE Dämpfung |
| Husten blutig | METALL Unterstützung |
| Husten mit Blut | WASSER Unterstützung |
| Husten mit dickem blutigem Schleim | METALL Dämpfung |
| Husten mit dünnem, hellem Schleim | METALL Unterstützung |
| Husten trocken, ohne Auswurf | METALL Unterstützung |
| Kalte Extremitäten | ERDE Unterstützung |
| Kalte Extremitäten | METALL Unterstützung |
| Kalte Füße | WASSER Unterstützung |
| Kältegefühl in Lendengegend und Beinen | WASSER Unterstützung |
| Klumpen in der Magengegend | ERDE Unterstützung |
| Konzentrationsfähigkeit vermindert | FEUER Unterstützung |
| Kopfschmerzen | HOLZ Dämpfung |
| Kopfschmerzen mit Drehschwindel | HOLZ Unterstützung |
| Kraftlosigkeit der Gliedmaßen | ERDE Unterstützung |

| | |
|---|---|
| Krämpfe, Zuckungen | HOLZ Dämpfung |
| Kurzatmigkeit | METALL Unterstützung |
| Magenschmerzen, Auswurf von klarem Schleim, Besserung durch Wärme und Druck | ERDE Unterstützung |
| Magenschmerzen, verschlechtert durch Druck | ERDE Dämpfung |
| Mund trocken | METALL Unterstützung |
| Mund trocken, bitterer Geschmack | HOLZ Dämpfung |
| Mundgeruch | ERDE Dämpfung |
| Nase trocken | METALL Unterstützung |
| Nervöse Unruhe | FEUER Dämpfung |
| Ohrensausen | HOLZ Unterstützung |
| Ohrentzündung und Taubheit | WASSER Unterstützung |
| Palpitation (Herzklopfen) | FEUER Unterstützung |
| Potenzstörungen | WASSER Unterstützung |
| Reizbarkeit, Zornbereitschaft | HOLZ Dämpfung |
| Samen kalt und flüssig | WASSER Unterstützung |
| Samenverlust | WASSER Unterstützung |
| Schlaf seicht mit Träumen, Aufwachen mitten in der Nacht mit trockenem Mund | WASSER Unterstützung |
| Schläfen schmerzend | HOLZ Dämpfung |
| Schlaflosigkeit | FEUER Unterstützung |
| Schluckauf | WASSER Unterstützung |
| Schmerzanfälle | ERDE Unterstützung |

| | |
|---|---|
| Schmerzen im Glied | FEUER Dämpfung |
| Schmerzen im Glied | WASSER Dämpfung |
| Schmerzen im Schädeldach | HOLZ Unterstützung |
| Schmerzen im Unterbauch | HOLZ Unterstützung |
| Schmerzen in den Flanken (Gallenblase) | HOLZ Dämpfung |
| Schmerzen in der Lendengegend | WASSER Unterstützung |
| Schwäche Lenden und Beine | WASSER Unterstützung |
| Schweiß wenig oder gar nicht | METALL Unterstützung |
| Schweißausbruch spontan | FEUER Unterstützung |
| Schweißausbruch spontan | METALL Unterstützung |
| Schweißausbruch während des Schlafes | WASSER Unterstützung |
| Schwellung oder Spannung in Nabelgegend, Verbesserung durch Stuhlgang | FEUER Dämpfung |
| Schwerer Kopf und leichte Füße | HOLZ Dämpfung |
| Sehstörung, flackernde Sicht | HOLZ Dämpfung |
| Stimme kraftlos | METALL Unterstützung |
| Stimmverlust | METALL Unterstützung |
| Stuhl eitrig und blutig | METALL Dämpfung |
| Stuhl locker, durchfällig | ERDE Unterstützung |
| Stuhl mit unverdauten Anteilen | FEUER Unterstützung |
| Tätigkeitsdrang übersteigert | WASSER Unterstützung |
| Taubheitsgefühl in Fingern und Händen | HOLZ Dämpfung |
| Unruhe nach hohem Fieber | FEUER Dämpfung |

| | |
|---|---|
| Unterbauch geschwollen | HOLZ Dämpfung |
| Unterbauch, lanzinierende Schmerzen | HOLZ Unterstützung |
| Unterleibsschmerzen anhaltend, ziehend, Blutungen | ERDE Unterstützung |
| Urin eitrig und blutig | WASSER Dämpfung |
| Urin spärlich und rot, häufiger Miktionsdrang | WASSER Unterstützung |
| Urin stockend und spärlich, gelb bis rötlich | WASSER Dämpfung |
| Urin trüb | WASSER Dämpfung |
| Urin, kalt | WASSER Unterstützung |
| Urin, wenig, klar | WASSER Unterstützung |
| Urin-Inkontinenz | WASSER Unterstützung |
| Urinverhaltung | METALL Unterstützung |
| Urinverhaltung | WASSER Unterstützung |
| Urinverkalkung | ERDE Unterstützung |
| Urinverkalkung | WASSER Dämpfung |
| Verbesserung durch Druck und Wärmeanwendung | METALL Unterstützung |
| Verdauung gestört | ERDE Unterstützung |
| verspannt, verkrampft nervös | HOLZ Unterstützung |
| Verspannungen | HOLZ Dämpfung |
| Verstopfung | METALL Dämpfung |
| Verwirrung, gestörte Empfindung und Emotionen | FEUER Dämpfung |

| | |
|---|---|
| Völlegefühl, Spannungsgefühl im Bauch | WASSER Unterstützung |
| Völlegefühl, Spannungsgefühl in der Magengegend | ERDE Dämpfung |
| Wahrnehmung gedämpft | FEUER Dämpfung |
| Zahnfleisch blutend, geschwollen, schmerzhaft | ERDE Dämpfung |
| Zunge und Mund verschleimt, klebrig | ERDE Unterstützung |

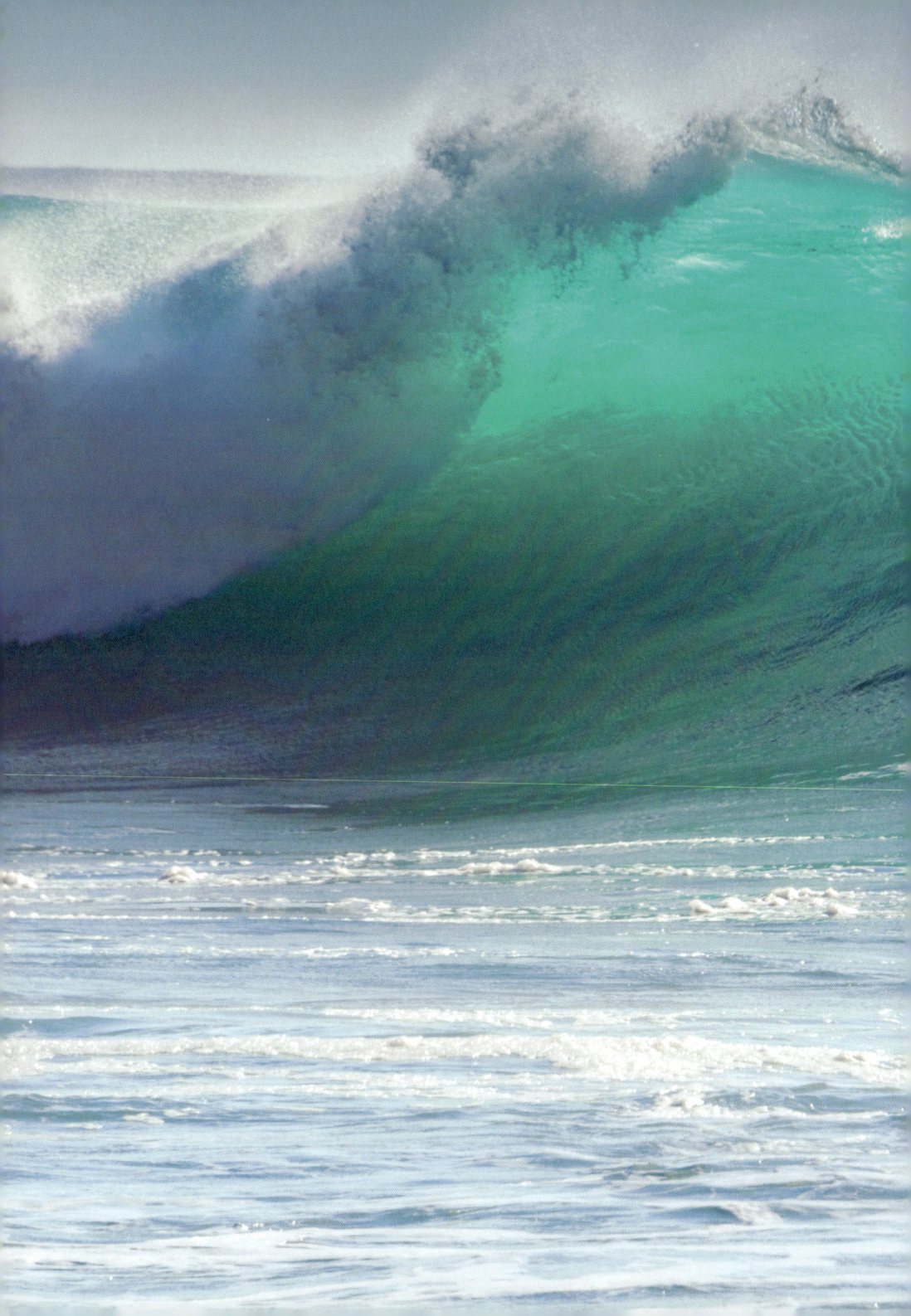

# 10   GLOSSAR

## 10. 1   Benker-Strahlung

In den 50iger Jahren hat der sehr erfahrene Rutengeher Manfred Benker  festgestellt, dass jeder 5. Hartmannstreifen extrem verstärkt ist. Alle 10 - 12 Meter finden wir daher eine besonders stark wirksame  Strahlung, die heute als "Benker-Kubensystem" bekannt ist. Die Streifen sind ca. 80 cm bis  120 cm breit.  Es gibt auf- und abladende Linien. An diesen Stellen werden überproportional häufig Krebs, und andere schwere Erkrankungen  gesehen. Diese Strahlung sollte man auf jeden Fall meiden, insbesondere natürlich die Kreuzungspunkte. Besonders in Verbindung mit Wasseradern und Verwerfungen verstärkt sich der krankmachende Effekt.

http://www.geobiologischer-beratungsdienst.de, März 2015

## 10. 2   Candida

Candida ist ein Pilz, der in kleinen Mengen bei fast allen Menschen im Mund, auf der Haut und im Magen-Darmtrakt vorzufinden ist. Dort lebt er für gewöhnlich im Gleichgewicht mit der Darmflora, die für die Gesundheit sehr wichtig ist. Wird er jedoch pathogen, führt das zur Störung des natürlichen Gleichgewichts im Körper. Oftmals ist eine Candida-Infektion die Folge, die wiederum eine ganze Reihe von Beschwerden mit sich bringt. In der Regel sind folgende Auswirkungen infolge des Infekts zu beobachten:

- Bauchschmerzen, Krämpfe, Völlegefühl, Aufstoßen, Blähungen, Durchfall, Schleim im Stuhl, Juckreiz im Analbereich
- Reizbarkeit, Apathie, Konzentrationsstörungen, Depressionen, Ängste, Nervosität, starke Stimmungsschwankungen, Schlaflosigkeit
- Entzündungen (Ohren, Augen, Mandeln, Nasennebenhöhlen, Prostata)
- Ferner treten oft Gelenkschmerzen, Allergien, Hautausschläge, Juckreiz, aber auch Symptome wie übermäßiges Schwitzen, Kopfschmerzen, Menstruationsstörungen und Schmerzen beim Wasserlassen auf.

## 10. 3 Darm-Mykose

Alle Pilze benötigen eine organische Kohlenstoffquelle, weil sie nicht imstande sind, aus Kohlendioxyd und Wasser selbst Kohlehydrate aufzubauen. Die wichtigsten und am leichtesten zugänglichen Quellen für organischen Kohlenstoff sind alle einfachen Zuckerarten wie Traubenzucker, Fruchtzucker, Rohr- und Rübenzucker, Malzzucker, Süßigkeiten aller Art, Mehlspeisen, Honig, süße Getränke, süßes Obst, Marmeladen, Alkohol, usw.

Die reichliche Zufuhr von Ballaststoffen, wobei z. B. Gemüse und Salate auch in stark zerkleinerter Form zugeführt werden können, dient dem Ausräumen von Hefenestern in Dünn- und Dickdarm. Diese Wirkung von Pflanzenfasern ist besonders effizient, wenn die Zufuhr mehrmals täglich erfolgt.

<u>Ergänzend noch einige diätetische Hinweise:</u>

Die Dauer der diätetischen Maßnahmen hängt von der Schwere der Pilzbesiedlung ab. Normalerweise muss eine strenge Fastenkur über mindestens zehn Wochen eingehalten werden.

Anschließend sollte man noch für einige Wochen eine gemäßigt zuckerarme Kost zu sich nehmen.

**Verboten sind:**
- Jede Form von Zucker, Fruchtzucker, Honig, Ahornsirup, Konfitüren und Schokolade
- Zuckerhaltige Mehlspeisen
- Süßes Obst (roh oder gekocht), vor allem Weintrauben, Orangen, Pfirsiche, Pflaumen usw.
- Trockenfrüchte (Feigen, Datteln, Aprikosen) sowie kandierte Früchte
- Süße Obst- und Traubensäfte, Limonaden, Colagetränke, Alkohol in jeder Form
- Weißmehlprodukte und Teigwaren (geringe Mengen sind erlaubt)
- Nüsse und Mandeln wegen Schimmelpilzgefahr

**Erlaubt sind:**
- Vollkornbrot und Knäckebrot (aber nur mäßig)
- Fleisch- und Wurstwaren (außer paniertes Fleisch und Schweinefleisch)
- Fisch und Eier
- Kartoffeln, Wurzelgemüse (roh und gekocht), Salate, Spinat, Tomaten, Gurken, Radieschen, Rettich, Hülsenfrüchte, Kohlrabi

- Reis (ebenfalls nur in mäßigen Mengen)
- Müsli (ohne Zucker und Honig)
- Sauerkraut (roh und gekocht), Zwiebeln, Knoblauch, Gartenkräuter
- Milch, Käse, Sauermilchprodukte (ungesüßt), Butter
- Saures Obst, Zitronen, Grapefruit, 1 saurer Apfel am Tag
- Kompott aus sauren Früchten (ohne Zucker)
- Kaffee, Tee (ohne Zucker), Mineralwasser
- Zuckerfreie Süßstoffe (Saccharin, Cyclamat, Aspartam)
- Salz und Gewürze

Neben der richtigen Ernährung sollten auch einige grundlegende hygienische Maßnahmen beachtet werden. Alle Mühe, den Darm frei von Pilzen zu bekommen, ist umsonst, wenn in der Mundhöhle kariöse Zähne, Zahnstein, Zahnfleischtaschen und Zahnprothesen als Pilzreservoir vorhanden sind.

Hier einige empfohlene Maßnahmen für die Hygiene:

- Nach jedem Essen Zähne putzen.
- Zahnbürste am 1. und 3. Tag der Therapie wechseln und danach in Essig oder Grapefruitkernextrakt-Lösung (GKE) einlegen.
- Etwa 20 Tropfen GKE in das letzte Spülwasser der Waschmaschine geben.
- 50 Tropfen GKE auf einen Eimer Wischwasser.
- 15 Tropfen GKE in eine Sprühflasche: so kann diese wirkungsvolle Substanz auch versprüht werden.

## 10. 4    Diamond Shield Grundprogramm

Der Diamond Shield stellt das wichtigste unter den im Diamond Shield Zapper IE integrierten Programmen dar, weil es auf einfache Art und Weise das Energieniveau aller Meridiane ausgleichen, und somit negative Einflüsse harmonisieren kann. Weil nur blockadefreie Meridiane das Immunsystem des Körpers aufrechterhalten können, empfehle ich Ihnen das Diamond Shield-Programm zum Grundausgleich vorbeugend oder/und vor dem Einsatz nachfolgender ChipCards anzuwenden.

## 10. 5    Elektrische Ladung

Die unnatürliche elektrische Aufladung des Körpers entsteht heutzutage dadurch, dass wir uns unentwegt in Räumlichkeiten aufhalten, in denen Wechselstromfelder Tag und Nacht aktiv sind (Wechselstromfelder entstehen durch elektrische Geräte wie Lampen, Radiowecker, aber auch Steckdosen, elektrische Kabel, usw.) und dass wir ständig Schuhe tragen, die uns von der Erde isolieren bzw. auf Böden laufen, die auch isolierend wirken.
Die normale biologische elektrische Ladung des Körpers ist bei -0,1 Volt angegeben. Kaum ein Mensch hat weniger als 5 bis 7 Volt Ladung am Körper, wenn er nicht gerade barfuß im Gras spazieren geht, und zwar Tag und Nacht!

## 10. 6    Elektrosmog

Mit Elektrosmog wird der uns umgebende „Smog" bezeichnet, der aus dem Hochfrequenz-Salat besteht. Erzeugt wird er unter anderem durch WLAN, Handynetz-Sendemasten, Fern- und Rundfunkwellen, usw.

## 10. 7    Erdung

Durch Hautkontakt mit der Erde (Barfußgehen) oder Kontakt mit der Erdung einer Steckdose kann man sich erden und dadurch frei werden von Wechselfeldern und statischer Elektrizität.

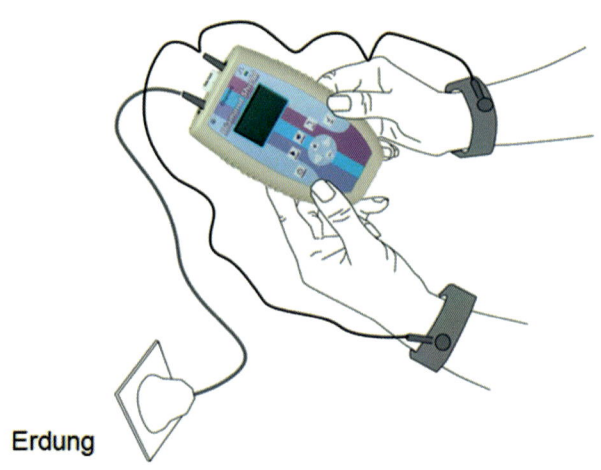

Erdung

## 10. 8    FvE ChipCard

Als die neue modulierte 3,6 Hertz-Einstellung bereits für einige Zeit in der Praxis erfolgreich angewendet wurde (das bedeutet, dass der Krebsstoffwechsel bei allen Patienten auf ein Minimum reduziert wurde, und sogar oft zum Stillstand gebracht werden konnte), machte ich eine weitere wichtige Beobachtung. Die 3,6 Hertz werden bei den Rife-Tabellen oft in der Nähe von „Folgen von Ärger" und anderen Emotionen an-gesiedelt. Wie jeder weiß, ist man nach einem emotionalen Ausbruch oder bei lange unverarbeiteten Emotionen ziemlich energielos und erschöpft.

Folgende Frage stellte sich mir: könnte es sein, dass durch anhaltenden emotionalen Stress das Spannungspotential des Zellgewebes zusammenbricht und sich dadurch die Erschöpfung bemerkbar macht?

Bei Versuchen mit Patienten, bei denen ich emotionale Belastungen vermutete, oder die offen darüber sprachen, waren die Ergebnisse sehr ermutigend. Die Patienten fühlten oft sofort eine subjektive Aufhellung ihres Zustandes.

**Anwendung des Programms „Folge von Emotionen"**
Dieses ChipCard-Programm für Diamond Shield benötigen Sie in folgenden Fällen:

- Öffnung des intrazellulären Raums
- Reduzierung des Krebsstoffwechsels bei Tumor-Patienten
- Folge von Emotionen therapieren und zusammengebrochene Spannung des Zellverbandes wieder herstellen.

## 10. 9   Harmonikalische Frequenztherapie

Harmonik kommt von harmonisch, hat aber seine Wurzel in dem Verbum, das man mit „fügen und ordnen" übersetzen kann. Ordnung, gefügt aus Ton und Zahl, ausfließend in eine Harmonie der Welt (Kosmos), entspricht dem ursprünglichen Begriff der Harmonik so wie ihn Pythagoras und sein Nachfolger konzipiert haben.

Die Grundidee von Pythagoras ist: "der gesamte Kosmos ist Harmonie und Zahl". Hier muss man berücksichtigen, dass das griechische Wort Harmonie gleichzeitig die Oktave bedeutet, also das musikalische Intervall, welches, sich von der Tiefe bis zur Höhe immer wiederholend, alle Töne enthält.

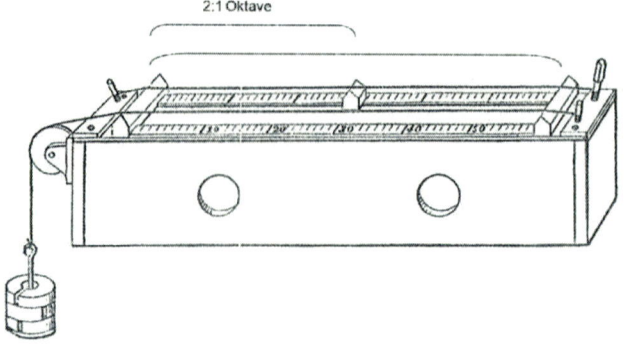

Durch Experimente mit dem Monochord kann man eine interessante Tatsache nachweisen:

Es gibt eine Reziprozität von Seitenlängen und Frequenz, eine genaue Entsprechung zwischen einem wissenschaftlichen mathematischen Verhältnis und einem Sinnesorgan.

# Eine wichtige Entsprechung:

1. Innerhalb einer Oktave gibt es 12 Töne (inklusive Halbtöne)
2. Es gibt in der Akupunktur der Traditionellen Chinesischen Medizin 12 Hauptmeridiane.

Nach der traditionellen chinesischen Medizin folgt der Energiefluss von einem Meridian einer exakt festgelegten Reihenfolge.

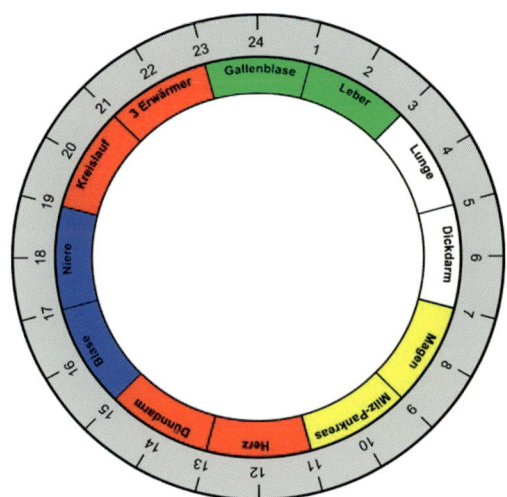

Man kann also einen Zyklus von zwölf Meridianen und ihren Frequenzen als Oktave sehen.

Vorbereitend auf die Leberreinigungskur wird eine 2-wöchige Cholesterin-Kur empfohlen, um den Körper bereits im Vorfeld zu entsäuern und die enorme Menge an Abfallprodukten, die bei der Leberreinigung freigesetzt werden, zu verringern.

### Sie benötigen dafür:

- 4 EL Bittersalz (Magnesiumsulfat)
- 125 ml Olivenöl (leichtes Olivenöl lässt sich leichter schlucken)
- 170 bis 190 ml frischer rosa Grapefruitsaft (1 große oder 2 kleine Grapefruit)
- 4 bis 8 Kapseln Ornithin
- 1 dicker Plastikstrohhalm
- 1 Halblitergefäß mit Deckel
- 800ml Wasser

### Zubereitung der Salzlösung:

Vermischen Sie vier Esslöffel Bittersalz mit 800 ml Wasser und gießen Sie die Lösung in ein Gefäß. Dies ergibt vier Portionen zu jeweils 200 ml. Stellen Sie das Gefäß in den Kühlschrank und lassen Sie es gut abkühlen (dies hat nur geschmackliche Gründe).

### Anmerkungen:

Empfehlenswert ist es, vor der Leberreinigungskur eine Parasiten- und Nierenreinigungskur vorzunehmen, da der Körper möglichst entlastet sein sollte. Führen Sie die Leberreinigung am besten am Wochenende durch, damit Sie sich am nächsten Tag erholen können. Nehmen Sie keine Arzneimittel und Vitamine ein, die Sie nicht unbedingt benötigen, um den Erfolg der Kur nicht zu gefährden. Beenden Sie ebenfalls einen Tag vor Beginn der Leberreinigungskur das Parasitenprogramm und die Einnahme der Nierenkräuter.

## Dosierung und Anwendung:

**Wichtig:** Da die genaue Einhaltung der Zeiten für den Erfolg enorm wichtig ist, sollten Sie nicht mehr als zehn Minuten von den angegebenen Zeiten abweichen.

## Vormittags

Essen Sie ein fettfreies Frühstück und Mittagessen, z.B. Obst und Gemüse und verwenden Sie zum Würzen nur Salz.

## 14:00 Uhr

Essen und trinken Sie nun nichts mehr. Anderenfalls könnte später erhebliches Unwohlsein auftreten.

## 18:00 Uhr

Trinken Sie eine Portion (200 ml) der eiskalten Salzlösung. Fügen Sie zur Geschmacksverbesserung gegebenenfalls 1/8 Teelöffel Vitamin C hinzu. Sie können danach den Mund mit Wasser ausspülen.

## 20:00 Uhr

Trinken Sie weitere 200 ml Salzlösung. Sie werden immer noch keinen Hunger verspüren. Machen Sie sich fertig für die Nachtruhe.

## 21:45 Uhr

Geben Sie 125 ml Olivenöl (Zimmertemperatur) in das Halblitergefäß. Pressen Sie die Grapefruit von Hand aus und gießen Sie den frischen Saft in den Messbecher. Entfernen Sie das Fruchtfleisch mit einer Gabel und gießen Sie es zum

Olivenöl. Verschließen Sie das Gefäß mit dem Deckel und schütteln es kräftig, bis die Flüssigkeit ein wässriges Aussehen hat.

Gehen Sie jetzt mindestens einmal auf die Toilette.

## 22:00 Uhr

Trinken Sie nun die zubereitete Mischung. Nehmen Sie außerdem vier Kapseln Ornithin (bei akuter Schlaflosigkeit 8 Kapseln Ornithin) ein. Trinken Sie das gesamte Gefäß mit einem dicken Strohhalm innerhalb von fünf Minuten. Achten Sie darauf, die Mischung im Stehen zu trinken. Sobald Sie die Flüssigkeit ausgetrunken haben, legen Sie sich am besten auf den Rücken, um die Steine besser ausscheiden zu können. Halten Sie sich mindestens zwanzig Minuten so ruhig wie möglich. Sie werden vielleicht spüren, wie eine Kette von Steinen wie Murmeln durch Ihre Gallengänge wandert. Versuchen Sie zu schlafen, da dies für den Erfolg sehr wichtig ist.

## Am nächsten Morgen:

Nehmen Sie nach dem Aufstehen die dritte Portion der Salzlösung ein. Sollten Sie eine Magenverstimmung haben, dann nehmen Sie diese erst ein, wenn die Verstimmung wieder abgeklungen ist.

## Zwei Stunden später:

Nehmen Sie die vierte und letzte Portion der Salzlösung ein. Nach weiteren zwei Stunden können Sie etwas essen, wobei Sie am besten mit Obst beginnen. Eine weitere Stunde später können Sie eine leichte Mahlzeit zu sich nehmen. Bis zum Abendessen sollten Sie sich wieder normal fühlen.

## Prüfen Sie den Erfolg:

Am Morgen haben Sie wahrscheinlich Durchfall. Wenn Sie den Stuhl in der Toilette prüfen, werden Sie grüne Steine erkennen, die sich eindeutig als Gallensteine von Verdauungsresten unterscheiden.

(siehe Buch: Cholesterin-Schock und die Alternative)

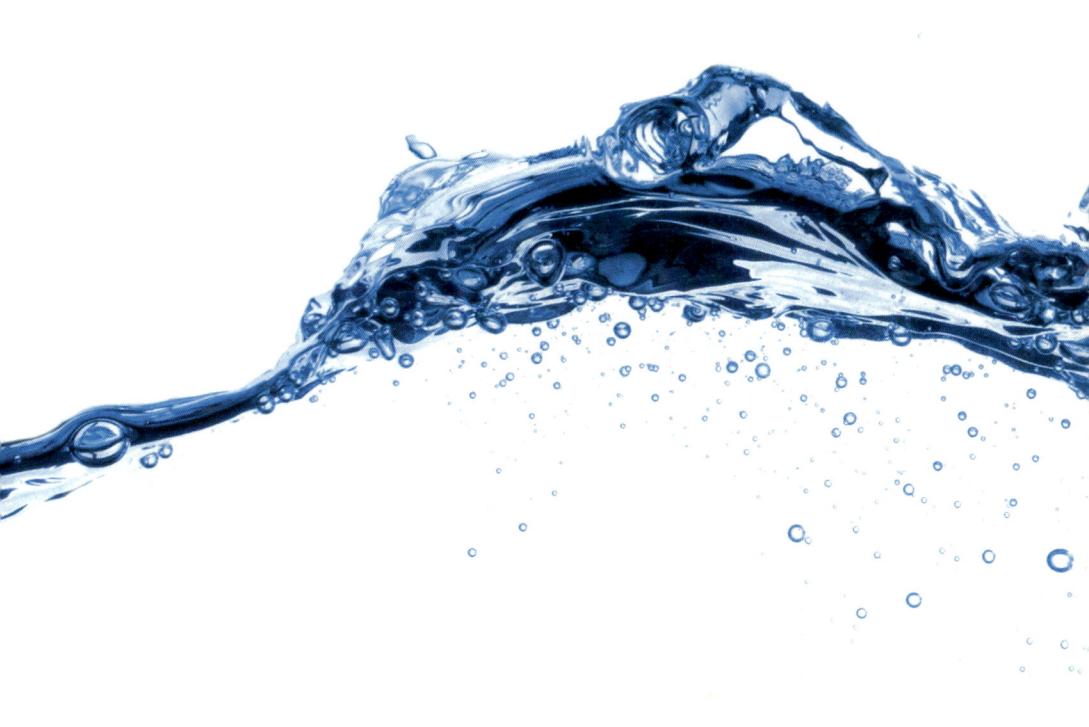

## 10. 11    Linksdrehende Wasserader-Belastung

Erdstrahlen sind energetische Felder, die ohne menschlichen Einfluss in der Natur auftreten und wirken. Sie sind physikalisch technisch nicht erfassbar und können nicht vom Menschen wahrgenommen werden. Die Methode zum Erfassen der Erdstrahlungen mit Wünschelrute und Pendel ist die Radiästhesie.

Wasseradern sind eine mögliche Ursache von Erdstrahlungen, die in der Radiästhesie auch Störzonen genannt werden. Nach heutigem Wissensstand gibt es folgende Erdstrahlungsarten:

1. Strahlungen hervorgerufen durch Wasseradern,
2. Strahlungen hervorgerufen durch Geologische Brüche,
3. Strahlungen hervorgerufen durch Gitternetze (Hartmann, Benker – siehe „Benker-Strahlung", Curry).

## 10. 12    Master-ChipCard

Master ChipCards sehen genau so aus wie Handy-Karten und können mit einem Diamond Shield Zapper Professional oder durch ein TRIKOMBIN-Gerät individuell für Ihren Bedarf „programmiert" werden, so dass Sie sich zuhause regelmäßig mit den  für Sie notwendigen Frequenzen mit Ihrem Diamond Shield Zapper IE behandeln können.
Die Karte kann beliebig gelöscht und neu programmiert werden, wenn alte Belastungen verschwinden und neue auftauchen.

## 10. 13 Mikroströme – Eine neue Dimension der Regulation

Mit Mikroströmen werden Spannungen bezeichnet, die weit unter einem Volt liegen:

In unserem Denken ist es schwierig sich von der Vorstellung „Viel hilft viel" zu lösen. In der Biologie gilt dies jedoch selten und die Wirkung kehrt sich sogar sehr oft ins Gegenteil um. Denken Sie an Hormon-Ausschüttungen, um nur ein Beispiel heranzuziehen: die Richtige – d.h. winzige – Menge ist lebensnotwendig für uns, ein Zuviel führt jedoch zu großen Katastrophen…

Bei seinen bioenergetischen Testungen fiel mir immer wieder auf, dass bei den unterstützenden Programmen, d.h. in den so genannten „Wohlfühl-Programmen der Harmonikalischen Schwingungen", extrem tiefe Spannungen (unter einem Volt) testeten.

**Weniger war hier also oft mehr.**

Somit fing ich an mit Spannungen unter einem Volt zu arbeiten und war mehr als überrascht, dass die Wirkungen zum Teil stärker waren als bei den üblichen 2,2 bis 15 Volt, die oft benutzt wurden. Daraufhin verwendete ich diese niedrigen Spannungen systematisch und war von den Ergebnissen gänzlich überrascht. Auch meine Patienten fühlten eine viel intensivere Wirkung als gewöhnlich.

In diesem Zusammenhang ist das Arndt-Schultz Gesetz von Bedeutung, das folgendes besagt:

> „Schwache Stimulierung hebt die physiologische Aktivität an, und sehr starke Stimulierung unterdrückt oder zerstört Aktivität".[3]

Aus diesem Grund ist der neue Diamond Shield Zapper IE so entworfen worden, dass er auf 0,1 Volt herunter regulierbar ist und kann somit als Entspannungs-, Wohlfühl- und Regulationsgerät bezeichnet werden.

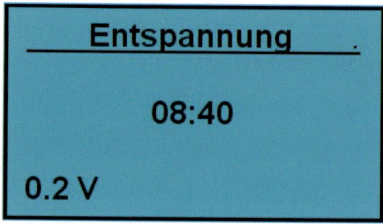

[3] Hugo Paul Friedrich Schulz und Rudolf Arndt, Professoren der Universität Greifswald um 1899

## 10. 14   Therapeutische Tiefenwirkung durch Modulation

Strom fließt immer an der Oberfläche und nimmt zugleich immer den kürzesten Weg. Dies ist der Grund, warum viele Zapper-Anwendungen nicht einhalten können was sie verspre-chen, obwohl sie korrekt durchgeführt werden und sogar die richtige Frequenz verwenden.

Vor einigen Jahren kamen wir dann auf die Idee, dieses Pro-blem zu umgehen, indem wir die **Frequenzen modulieren.**

### Was bedeutet das?

In unserem Fall gehen wir folgendermaßen vor: Wenn eine Frequenz beispielsweise mit 100 Hz (das bedeutet, dass die Welle 100mal in der Sekunde von positiv auf negativ umschal-tet) auf die Haut einwirkt, so polt sie die Haut 100mal in der Sekunde um, und umgeht damit den Widerstand der Haut.

Wenn eine Frequenz mit einer zweiten Frequenz (z.B. 10 Hz) moduliert wird, so bedeutet das, dass sich das Gerät 10mal in der Sekunde ein- und ausschaltet, und die Polarität der Haut wird jedes Mal in dieser Zehntelsekunde umgepolt. Dadurch wird der Widerstand der Haut durchbrochen, und die zweite Frequenz (z.B. 100 Hz) kann in die Tiefe eindringen und wir-ken.

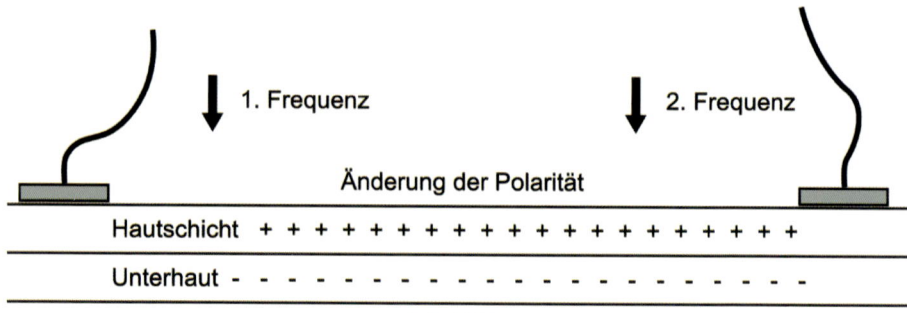

Die Effekte, die wir mit dieser Vorgehensweise erlebten, waren um das **Vierfache stärker** als mit allen anderen bekannten Anwendungen.

Bei dem DIAMOND SHIELD GRUNDPROGRAMM werden alle Frequenzen moduliert.

## 10. 15    Narbenblockade

Narben verlaufen meist an der Oberfläche des Körpers. Meridiane tun das auch. Deswegen können Narben den Meridian-Empfang stören und so chronische Zustände aufrecht erhalten.

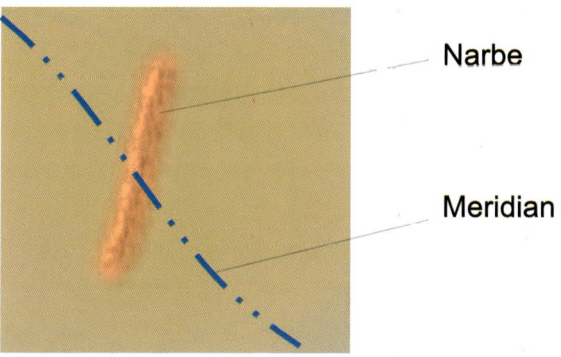

Narbe

Meridian

Beispiel:
Eine Narbe kreuzt einen Meridian und blockiert diesen.


## 10. 16    Narbenentstörung

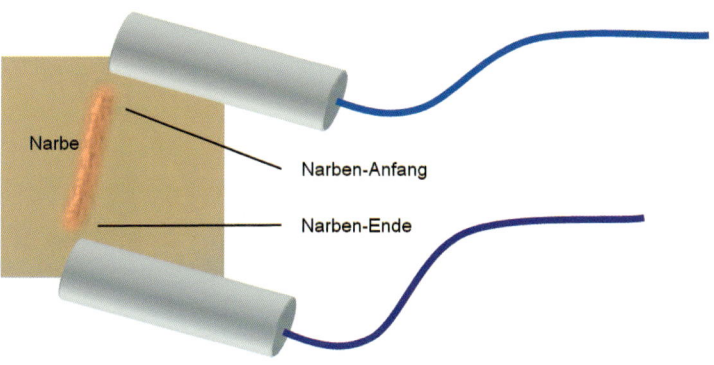

Narbe

Narben-Anfang

Narben-Ende

Zu den Nematoden gehören unter anderen

Spulwürmer (Ascaris)

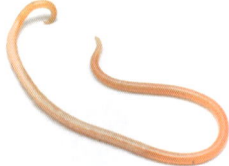

Kindermadenwürmer (Enterobius vermicularis)

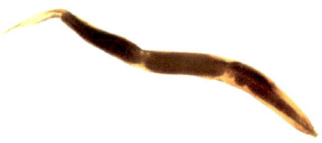

Trichinella spiralis  (Trichinen in Schweinefleisch)

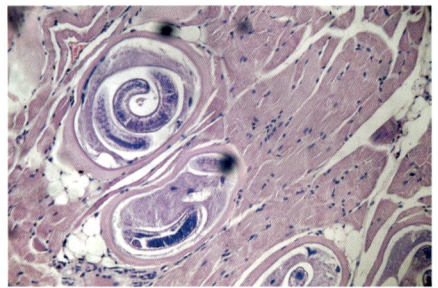

## 10. 18    Netzfreischalter

Ein Netzfreischalter ist ein elektrisches Schaltelement, das nach Abschalten aller angeschlossenen Verbraucher in einem Stromkreis dort die Netzspannung abschalten und nach Einschalten eines Verbrauchers wieder einschalten kann. Mit der Abschaltung der Wechselspannung werden elektrostatische Felder beseitigt, die auch vorhanden sind, wenn kein Strom fließt. Die Leitung wird nach dem Abschalten mit einer schwachen Gleichspannung (1,5 - 12V je nach Hersteller) überwacht; sobald ein Verbraucher eingeschaltet wird, wird auch die Netzspannung wieder zugeschaltet. Das funktioniert nur mit Geräten, die sich komplett ausschalten lassen.

## 10. 19    PAPAIN KUR

**Dosierung und Anwendung:**

Einnahme täglich <u>auf nüchternen Magen</u>  (mindestens 2 Std. zuvor sollte keine Nahrungsaufnahme erfolgen.)

Jede Stunde 1000 mg Papain Kapseln (5 Stck. à 200 mg oder 2 Stck. à 500 mg)
Tagesdosis = 5000 mg Papain (10 Kaps. à 500 mg oder 25 Kaps. à 200 mg)

Nach Einnahme aller Kapseln können Sie sich wieder normal, jedoch eiweißarm ernähren.
Bei Reaktionen (wie z.B. Stechen im Bauchbereich oder Bauchschmerzen) sollten Sie die Einnahme auf 3 Tage verteilen!

## 10. 20    Klassische Parasitenkur

(Bestehend aus Wermut, Walnuss und Gewürznelke)

# Wissenswertes über Parasiteninfektionen

### Was sie bewirken

Die Folgen einer Infektion sind nicht zu unterschätzen: Dem Körper werden essentielle Nährstoffe entzogen, während das immer schwächer werdende Immunsystem gleichzeitig permanent gefordert ist. Die Symptomatik einer Parasiteninfektion kann sehr unterschiedlich sein. Nicht alle verursachen akute Beschwerden!

### Wie die Parasitenkur wirkt

Mit der Parasitenkur können Darmparasiten erfolgreich und nachhaltig bekämpft werden. In Verbindung mit einer Bioresonanz-Behandlung durch Ihren Heilpraktiker und der Candida Pre Cleanse Darmparasitenkur werden die Parasiten ausgehungert, abgetötet und im Anschluss ausgeleitet.

### Zusammensetzung

Die Komplettpackung für die Parasitenkur besteht aus 4 Produkten:
1. Wermutkapseln
2. Gewürznelken-Kapseln
3. Walnuss-Tinktur
4. Mannayan Clean+

## 1. Wermutpulver

Die Bitterstoffe im Wermut wirken verdauungsfördernd, da sie die Sekretion und Peristaltik des Verdauungskanals anregen. Sie regen zudem den Appetit an, beheben Verdauungsstörungen, bekämpfen Magenkrämpfe und Blähungen. Des Weiteren wirkt Wermutpulver wurmabtreibend und blutungsfördernd.

## 2. Nelkenpulver

Gewürznelken sind aromatisch, appetitanregend, verdauungsfördernd, anregend, blähungstreibend, analgetisch und antiseptisch. Die Droge verfügt auch über magenstärkende Eigenschaften. Sie ist außerdem ein wirksames wurmtreibendes Mittel.

## 3. Walnusstinktur

Der Schwarzwalnussbaum bringt im Herbst große, kugelige grüne Früchte hervor. Verwendet wird die ganze Frucht mit der Schale, da sich in letzterer die wirksamen Bestandteile befinden. Die Tinktur wird mit Alkohol aus der grünen Außenschale der Nuss gezogen.

Die Pflanze enthält Gerbstoffe, Flavonoide, ätherisches Öl, einen Farbstoff namens Juglon und Vitamin C. Innerlich angewendet wirkt Walnusstinktur zur Austreibung von Würmern und Parasiten und ist wirksam gegen Verstopfung und Pilzinfektionen. Äußerlich angewendet ist es wirksam gegen Warzen, Ekzeme, Herpes, Psoriasis, Scherpilzflechte, Mykosen und Hautparasiten. Organisch gebundenes Jod wirkt antiseptisch und verbessert den Sauerstoffgehalt des Blutes.

## Mannayan Clean+

Zusammen mit der Einnahme von Lebensmitteln mit antiparasitärer Wirkung wie Knoblauch, Kürbiskernen, Shiitake-Pilzen u.a., sowie dem Ausgleich von Mangelerscheinungen durch Vitamine, Mineralstoffe und Spurenelemente, ist der Organismus bald in der Lage, sein natürliches Gleichgewicht wieder herzustellen.

Mannayan Clean + Darmreinigungskomplex ist ein probiotisches Lebensmittel und besteht aus pflanzlichen Faserstoffen und Gewürzen, die Verdauungsrückstände absorbieren und die Darmpassage aktivieren. Der Darmreinigungskomplex enthält außerdem positive Mikroorganismen zur Unterstützung der Darmflora (Probiotika). Die Wiederherstellung der Darmflora wird durch die Einnahme von Darmbakterien wie z.B. dem Probiotikum „Mannayan Flor" unterstützt.

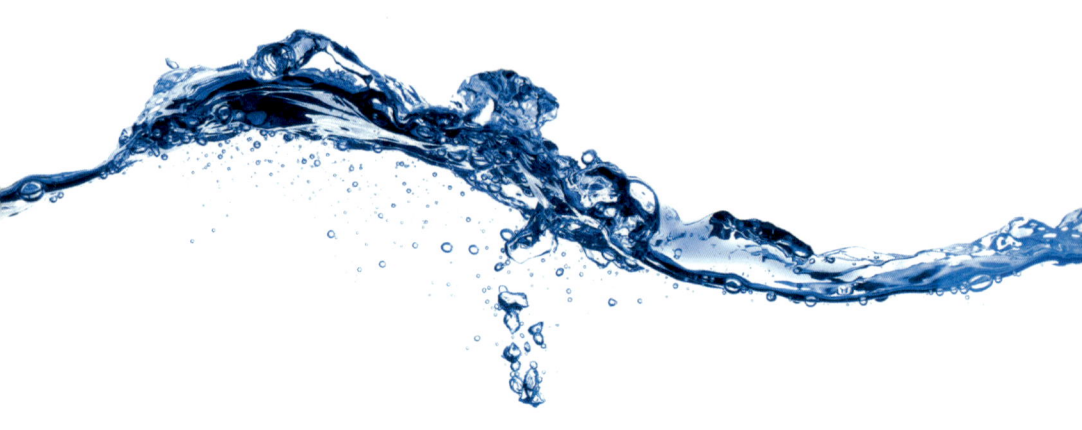

# 1 Kapsel Mannayan Clean + enthält durchschnittlich:

| | |
|---|---|
| Psylliumsamen | 300 mg |
| Betonitlehm | 100 mg |
| Alfalfa | 25 mg |
| Ulmenrinde | 25 mg |
| Himbeerblätter | 25 mg |
| Erlenblättriger Kreuzdorn | 25 mg |
| Sauerdornborke | 25 mg |
| Rhabarberwurzel | 25 mg |
| Cayenne | 25 mg |
| Ingwerwurzel | 25 mg |
| Kanadischer Gelbwurz | 25 mg |
| Knoblauch | 25 mg |
| Klettenwurzel | 25 mg |
| Nelken | 25 mg |
| Zitruspektin | 25 mg |
| Organisches Weizengras | 25 mg |
| Bockshornrinde | 21 mg |
| Schwarze Walnussschale | 21 mg |
| Lactobacillus acidophilus 1 Milliarde aktive Zellen* | |
| Kapselhülse: pflanzliche Zellulose | 100 mg |

\* Dehydrierte Zellen werden nach der Einnahme im Darm aktiviert.

## Dosierung und Anwendung:
Beginn der 1. Packung

| Tag | Walnusstinktur auf nüchternen Magen | Wermut vor dem Abend-essen | Nelke vor den Mahl-zeiten, bei Ver-stopfung Dosis verring. | Manna-yan Clean + 40 min. zum Abend-essen | TRIKOM-BIN und Diamond Shield Behand-lung |
|---|---|---|---|---|---|
| 1. | ½ Tl. in ¼ l lauwarmes Wasser, lang-sam in ca. 20 min. trinken | 1 x 1 Kapsel | 3 x 1 Kapsel | 1 x 1 Kapsel | |
| 2. | 1 Tl. wie oben | 1 x 2 Kapseln | 3 x 2 Kapseln | 1 x 1 Kapsel | |
| 3. | 1,5 Tl. | 1 x 3 Kapseln | 3 x 3 Kapseln | 1 x 2 Kapseln | |
| 4. | 2Tl. | 1 x 4 Kapseln | 3 x 4 Kapseln | 1 x 2 Kapseln | |
| 5.-7. | 2Tl. | 1 x 5 Kapseln | 3 x 5 Kapseln | 1 x 2 Kapseln | |
| 8.-14. | 2Tl. | 1 x 5 Kapseln | 3 x 5 Kapseln | 1 x 2 Kapseln | Diamond Shield-Behandl. |
| 15.-21. | 2Tl. | 1 x 5 Kapseln | 3 x 5 Kapseln | 1 x 2 Kapseln | TRIKOM-BIN |

# Beginn der 2. Packung

| | | |
|---|---|---|
| **23.** | **Dosierung auf jeden 2. Tag reduzieren** | |
| **28.** | Dosierung jeden 2. Tag, Bioresonanz/TRIKOMBIN -Therapie, evtl. Testung des ätherischen Öls gegen Parasiten | Diamond Shield-Behandlung |
| **35.** | Dosierung 2x wöchentlich | Diamond Shield-Behandlung |
| **42.-49.** | Bioresonanz IV Testung der Darmflora, Beginn der Darmsanierung | |
| **50.** | Dosierung 1x wöchentl. (Erhaltungsdosis), Beginn von 13 Tage lang | |
| **63.** | | Diamond Shield-Behandlung gegen Darmbakterien |
| | Bioresonanz/TRIKOMBIN-Nachtestung, evtl. Mykosebehandlung | |

## Anmerkungen:

- Die angegebene Dosierung ist nur eine Richtlinie und kann durch Testungen der Werte und des Fortschritts individuell angepasst werden.
- Die ersten 4 Tage dienen dazu die Verträglichkeit zu testen. Falls Sie eines der Mittel nicht vertragen, sollten Sie dieses 4 Tage lang absetzen und dann wieder zu der Dosis zurückkehren, die sie gut vertragen haben.
- Wenn Sie eine Allergie auf eines der Mittel haben, setzen sie dieses selbstverständlich ganz ab. Die anderen Mittel, die sie vertragen, nehmen Sie aber selbstverständlich weiter ein.
- Die Kur sollte niemals plötzlich abgesetzt werden, da die eingedämmten Parasiten schlagartig explodieren würden und Ihr Zustand sich verschlimmern könnte.

## Eine Alternative mit Erleichterung der Einnahme und Anwendung:

- **Dermaclean Juglandis** enthält Walnuss, Wermut und Nelke als Tinktur.
  Dosierung: 2x 1 bis 2 Esslöffel täglich in Wasser
- **Mannayan Clean+** Darmreinigungskomplex ist ein probiotisches Lebensmittel und besteht aus pflanzlichen Faserstoffen und Gewürzen, die Verdauungsrückstände absorbieren und die Darmpassage aktivieren. Es enthält außerdem positive Mikroorganismen zur Unterstüzung der Darmflora (Probiotika).
  Dosierung: Während der Darmreinigungskur (ca. 4 Wochen oder nach Anweisung) 1 – 2 Kapseln täglich zu den Mahlzeiten.

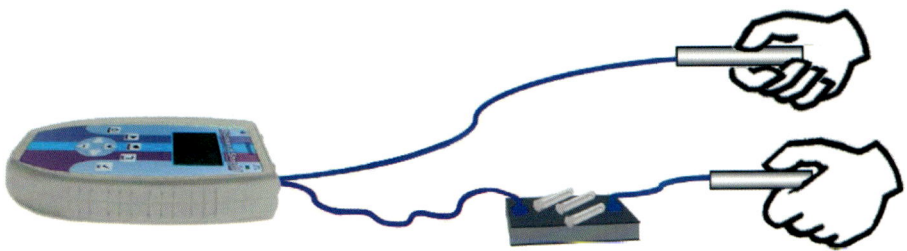

Eine entscheidende Weiterentwicklung in der Frequenz-Therapie war das Einführen des "Plate-Zapping" – das Zappen über
Platten. Im Unterschied zum normalen "Zappen" wird beim
"Plate-Zapping" in die zuführende Strombahn eine Metallplatte
zwischengeschaltet.

Auf die Metallplatte werden Objektträger oder Ampullen platziert, auf die eingewirkt werden soll. Bei einer Behandlung gegen Spulwürmer beispielsweise verwendet man eine
Ampulle, in der Informationen von Spulwürmern aufgeschwun-
gen sind.

Unsere Testungen belegen, dass die Wirkung, die mit Plate-
Zapping erzielt wird, um einiges stärker ist als beim normalen
Zappen. Der Patient erfährt häufig eine sofortige Linderung
seiner Beschwerden. Auch ist es mit dem Plate Zapping möglich, mehrere Belastungen gleichzeitig zu behandeln, indem
verschiedene Ampullen auf der Platte platziert werden.

Für das Plate Zapping gibt es bislang keine Erklärung. Wie ist
es möglich, dass der Strom von Informationen beeinflusst wird,
die sich auf der Platte befinden? Aus der Praxis und unseren
Testerfahrungen heraus kann aber mit Gewissheit gesagt wer-

den, dass einerseits durch das Zappen ein verstärktes Resonanz-Phänomen auftritt (dies ist durch die Elektroakupunktur messbar) und sich andererseits zugleich deutliche Therapiereaktionen zeigen.

<u>Achtung</u>: Testampullen dürfen nicht auf die Platte gelegt werden, da sie sich mit den elektrischen Frequenzen aufladen und anschließend nicht mehr zu Testzwecken verwendet werden können.

<u>Achtung:</u> Die früheren Platten waren aus eloxiertem Aluminium und daher nicht leitend, also völlig unwirksam.

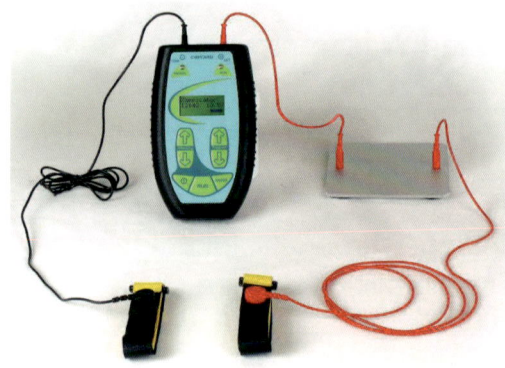

Die Diamond Shield Plate ist aus Edelstahl.

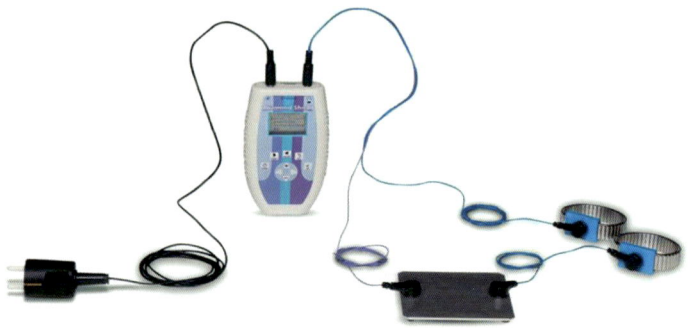

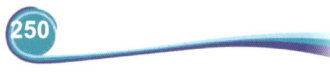

## 10. 22    Radikale

Als **Radikale** bezeichnet man Atome oder Moleküle mit mindestens einem ungepaarten Elektron, die meist besonders reaktionsfreudig sind.

Radikale bilden sich durch:

- Hitze
- UV-Strahlung
- Röntgen- und andere ionisierende Strahlung
- Elektrochemisch durch Oxidation bzw. Reduktion

Radikale, etwa reaktive Sauerstoffspezies (ROS), spielen bei einer Vielzahl biologischer Prozesse eine wichtige Rolle, können aber auch Zellschäden hervorrufen, die unter anderem zur Entstehung von Krebserkrankungen beitragen können. Auch für die Entstehung der Arteriosklerose, der Alzheimerschen Krankheit, der Leberschädigung durch Alkohol und des Lungenemphysems durch Tabakrauch wird der durch freie Radikale vermittelten Oxidation verschiedener Stoffe eine bedeutsame Rolle zugeschrieben.

Radikale spielen im Rahmen der sogenannten „Abnutzungstheorien" der Alterungsprozesse im Körper eine Rolle, so dass Wirksubstanzen gegen oxidativen Stress als Mittel gegen das Altern im Gespräch sind (→ Theorie der freien Radikale). So ist bekannt, dass Zellen von Vögeln weitaus besser freien Radikalen widerstehen können.

Der Schutz vor der Wirkung der Radikale ist lebensnotwendig, der Körper besitzt deshalb wirksame Abwehr- und Reparaturmechanismen in Form von Enzymen, Hormonen oder anderen Substanzklassen, die die schädliche Wirkung minimieren.

An diesen Abwehrmechanismen sind Antioxidantien wie Epi-gallocatechingallat, Superoxiddismutase, Glutathionperoxidase, Vitamin A, Vitamin C, Vitamin E, Coenzym Q10, Flavonoide wie Taxifolin und Anthocyane beteiligt. Auch Bilirubin und Harn-säure sollen bestimmte freie Radikale neutralisieren können. Das Hormon Melatonin gilt ebenfalls als Radikalenfänger gegen den oxidativen Stress. Das stärkste bekannte Antioxidans, das Hydridion H−, spielt zum Beispiel im Citratzyklus und bei vielen Redoxreaktionen des Stoffwechsels eine wichtige Rolle.

(http://de.wikipedia.org/wiki/Radikale_%28Chemie%29, 17.03.15)

**Radikalfänger aus der Mannayan-Reihe sind:**

- Mannayan Antioxi +
- Mannayan Basis Multi +
- Mannayan Beta +
- Mannayan B Spezial +
- Mannayan Vit C +
- Mannayan Cyst +
- Mannayan Vit E +
- Mannayan Gamma +
- Mannayan Gluco +
- Mannayan Multi +
- Mannayan Oligo +
- Mannayan Q 10 +
- Mannayan Reg +

## 10. 23    Säurebildende Nahrungsmittel

(Wenn möglich reduzieren)

- **Kaffee, Tee, Zigaretten, weißer Kuchen, Zucker** jeglicher Art
- **Kerne und Nüsse**: Paranüsse, Erdnüsse, Haselnüsse, Mandeln
- **Getreide und Reis**: Weizenmehl, Weizengrieß, Weizen - geschält, Roggenmehl, Roggen - geschält, Mais, Gerste - geschält, Gerstenmehl,  Reis - Natur, geschält, Reismehl, Buchweizen, Hirse
- **Fisch und Fleisch:** Fleisch, Schellfisch, Hering, Kaviar, Kabeljau, Aal, Eigelb, Hühnereiweiß
- **Molkereiprodukte:** Quark, Käse, Butter
- **Gemüse und andere Produkte:** Linsen, Rosenkohl, gekochte Bohnen, Artischocken, Margarine, Hefe

## 10. 24    Basenbildende Nahrungsmittel

- **Gemüse:** Kichererbsen, Bohnenkerne - weiß, Bohnen - grün, Oliven, Mohnsamen, rote Beete, Karotten, Steck- rüben, Zuckerrüben, Runkelrüben, Möhren, Rote- Rüben- Knollen, Selleriewurzel, Kartoffeln, Lauchknollen, Kasta- nien, Mangold - roh, Auberginen, Kohlrabi, Weißkohl, Wirsing, Blumenkohl, Kürbis, Spargel
- **Kräuter:** Dill, Hagebutten, Schnittlauch, Brunnenkresse
- **Salat:** Rettich, Radieschen, Meerrettich, Schwarzwurzel, Zwiebeln, Gurken, Paprika, Sellerieblätter, Löwenzahn, Römersalat, Chicorée, Endivien, Feldsalat, Kopfsalat

- **Obst:** Äpfel - frisch und getrocknet, Birnen, Johannis-beeren - rot und schwarz, Heidelbeeren, Himbeeren, Brombeeren, Erdbeeren, Melone, Sauerkirschen, Süß-kirschen, Pfirsiche, Pflaumen, Mirabellen, Weintrauben, Feigen - getrocknet, Ananas, Orangen, Zitronen, Bana-nen, Kokosnüsse, Datteln,
- **Verschiedenes:** Austern, Sahne, Pilze, Milch – roh

## 10. 25    Schlafplatzsanierung (Elektrosmog)

### Grundlegende Maßnahmen:
- Entfernen Sie alle Nachtlampen und Kabel, die sich in einem Radius von 1,5 Meter um Ihren Körper befinden.
- Klemmen Sie Steckdosen in diesem Bereich ab.
- Entfernen Sie Radiowecker und Ähnliches.
- Schalten Sie Handys aus und entfernen Sie diese aus dem Schlafzimmer.
- Schalten Sie WLAN und Computer möglichst aus.
- Installieren Sie wenn möglich einen Netzfreischalter.

## 10. 26    Schweinefleisch

Ich rate allen meinen Patienten, komplett auf Schweinefleisch zu verzichten. Diese Maßnahme erweist sich immer als sehr heilsam. Schweinefleisch blockiert das Immunsystem, über-säuert das Gewebe und ist sehr schwer zu entgiften.

## 10. 27    Seiten-Lateralität

Seitenlateralität ist ein Begriff aus der Kinesiologie und meint eine ungenügende oder gestörte Kommunikation zwischen den beiden Gehirnhälften. Dies kann bei andauernder einseitiger Betätigung auftreten. Künstler oder Programmierer sind beispielsweise häufig betroffen.

## 10. 28    Trinkgewohnheiten

Unser Körper besteht zu etwa zu 65 Prozent aus Wasser. Es ist eine der größten Gefahren, dass es den Zellfunktionen durch geringes Durstgefühl und entsprechend weniges Trinken an Wasser mangelt und es im zunehmenden Alter wegen zu geringer Flüssigkeitsaufnahme zu Austrocknungen kommt. Das kann so weit gehen, dass selbst die Prozesse an den Zellmembranen abnehmen und schließlich erlahmen, dass durch zu wenig Wasserzufuhr die Giftstoffe nicht mehr ausgeschieden werden und die Elastizität der Zellen mehr und mehr abnimmt. Im Körper existiert kein System, keine Zelle und kein intrazellulärer Raum, der nicht von Wasser abhängig wäre.
Es muss uns weiterhin klar sein, dass die Zellen im Zuge des Alterungsprozesses unseres Organismus fortwährend ein wenig Wasser verlieren. Die Struktur der Zellen wird dadurch weniger flüssig, sie kristallisieren zunehmend und sind weniger anpassungsfähig. Interessanterweise kann man aber feststellen, dass das Gehirn den umgekehrten Prozess durchläuft: Der Wassergehalt des Gehirns nimmt mit dem Alter zu. Das zeigt uns auch, dass ein Mensch mit zunehmendem Alter durchaus aktiv und kreativ werden kann. Er kann sein Gehirn weiter trainieren und so auch weiterhin hohen Ansprüchen gerecht werden.

## Betrachten wir einige Aufgaben des Wassers im Körper:

- Versorgung aller Zellen und Gewebe mit Wasser in der richtigen Quantität und Qualität,
- Regulierung des osmotischen Druckes der Flüssig-keitsräume,
- Mitwirkung an der Regulierung des Elektrolythaushaltes,
- Regulierung des Säure-Basen-Haushaltes,
- Reaktionsmittel bei chemischen Prozessen,
- Lösungsmittel bei wasserlöslichen Stoffen,
- Reinigung des Körpers,
- Transportmittel,
- Temperaturregelung.

Die durchschnittliche Wasserabgabe – durch Atmung, Haut-atmung, Urin und Stuhl – und der Wasserumsatz eines Mittel-europäers betragen ca. 2,4 Liter pro Tag. Dieser Verlust muss vom Körper über das Wasser in der Nahrung, z.B. Obst und Gemüse, und das Wasser, das durch den Stoffwechsel ent-steht, wieder kompensiert werden. Daraus ergibt sich, dass die geringste Wasseraufnahme eines Erwachsenen pro Tag rund 1,5 Liter betragen sollte.

Auch die vermehrte Abgabe von Körperflüssigkeit durch Schwitzen, bei schweren Arbeiten, Sport, usw. muss durch vermehrtes Trinken ausgeglichen werden. Normalerweise macht sich dieser erhöhte Flüssigkeitsbedarf auch durch ein stärkeres Durstgefühl bemerkbar. Wenn das nicht der Fall ist, werden bald Befindlichkeitsstörungen auftreten.

Ein wichtiger Faktor des geregelten Säure-Basen-Haushaltes ist der optimale pH-Wert des Blutes, der bei 7,4 liegt. Das Blut ist dann neutral bis schwach alkalisch. Bei Abweichungen von diesem Wert entstehen Stoffwechselstörungen. Ein Faktor, der diese Konstante gewährleistet, ist die Niere. Wenn sie z.B. eine latente Funktionsstörung hat und es dadurch zu verminderter Wasserausscheidung kommt, sinkt der pH-Wert und es kommt zu einer Übersäuerung. Von daher sind der Wasser- und der Säure-Basen-Haushalt eng miteinander verbunden.

Bedingt durch unsere heutige Ernährungs- und Lebensweise übersteigt die Säurebildung die Basenaufnahme und die überschüssigen $H+$-Ionen (Wasserstoffionen) müssen durch die Niere ausgeschieden werden. Wenn das nicht geschieht, kommt es zu Verschiebungen im Säure-Basen-Gleichgewicht. Dieses Gleichgewicht wird dann durch andere Kompensationsmechanismen wieder hergestellt: Das kann durch die Abpufferungen der $H+$-Ionen mittels Kalzium und Magnesium erfolgen, das im Körper vor allem den Knochen und Zähnen entnommen wird, was im schlimmsten Fall zu schlechten Zähnen und sogar Osteoporose führen kann.

Man muss sich in Erinnerung rufen, dass das sogenannte Trinkwasser (Leitungswasser), das wir täglich verwenden, mit hohen Belastungen fertig werden muss. Das Wasser wird von Bakterien, Pilzen und Viren verschmutzt und ebenso durch industriell hergestellte Gifte, ob das nun Pilz-, Unkraut-, Schnecken-, Insektengifte sind oder anorganische Abfallstoffe wie Arsen, Asbest und Schwermetalle. Hinzu kommen auch radioaktive Substanzen, die ins Grundwasser gelangen wie Plutonium, Radium und Strontium 90.

Um die Wasserqualität zu garantieren, werden in Deutschland sogenannte Grenz- und Richtwerte herangezogen, die sicher stellen sollen, dass bei der Verwendung des Wassers keine schädlichen Auswirkungen auftreten. In manchen Fällen – wie z.B. bei der Chlorierung des Wassers – wird den Wasserwerken ein gewisser Spielraum gelassen, falls durch Bakterien oder sonstige Verseuchungen eine Gefahr droht. Es würde den Rahmen dieses Buches sprengen, die Auseinandersetzung um diese Grenzwerte angemessen darzulegen und zu erläutern. Es ist sicherlich von Vorteil, dass in Deutschland überhaupt Grenzwerte existieren, wenn man bedenkt, dass in vielen Ländern (nach Schätzung der WHO) jährlich etwa 25 000 Menschen an den Folgen verschmutzten Wassers sterben, nur weil diese solche Kontrollwerte und -funktionen für Wasser nicht kennen.

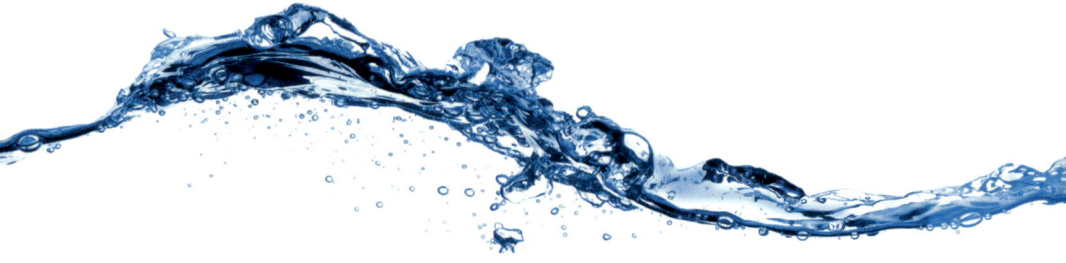

Trotzdem müssen wir hier klarstellen, dass das Wasser stets als energetischer Informationsträger und chemischer Verbindungsträger fungiert und wir die belastenden Stoffe, die auch im kleinsten Bereich zu finden sind, ein Leben lang zu uns nehmen. Wir müssen weiterhin bedenken, dass zwar die Grenzwerte für einzelne Stoffe festgelegt sind, dass jedoch niemals die Wechselwirkungen der Stoffe untereinander geprüft worden sind.

Es steht ein einfacher chemischer Test zur Verfügung, den viele Heilpraktiker und Ärzte in ihren Praxen durchführen: Der STS-Schwermetalltest, der darüber Auskunft gibt, wie viele Schwermetalle in ppm (parts per million, deutsch: „Teile von einer Million") eine Flüssigkeit enthält. Auch ich bot allen Patienten in meiner Praxis diesen Test an, um das Wasser zu überprüfen. Nachdem ich aber von mehr als hundert verschiedenen Menschen das Wasser geprüft hatte und ohne Ausnahme eine Schwermetallbelastung von meistens 5 ppm feststellen musste, habe ich beschlossen, diesen Test nur noch auf Wunsch des Patienten durchzuführen, um ihm die Kosten zu ersparen.

Aus biophysikalischer Sicht orientiert sich Trinkwasserqualität an drei messbaren Größen: Dem pH-Wert, dem RH2-Wert und dem R-Wert. Der pH-Wert, also der Säuregrad, soll im Idealfall etwas unter 7 liegen. Der R-Wert stellt den wichtigsten Wert dar und ist der elektrische Widerstand des Wassers, gemessen in Ohm. Dieser wird durch die Gesamtmenge der Mineralien im Wasser bestimmt. Je mehr Mineralien im Wasser enthalten sind, desto niedriger ist der Ohmwert. Und natürlich gilt dies auch umgekehrt: Je weniger Mineralien das Wasser enthält, je niedriger also die Leitfähigkeit ist, umso höher ist der Widerstand und dieser Wert sollte weit über 1000 Ohm liegen.

Reines Wasser leitet den elektrischen Strom also kaum noch, d.h. nur wenn viele Ionen darin sind, kann der Strom fließen. Zum Vergleich: Das Meerwasser besitzt hier die höchste Leitfähigkeit, gefolgt von einigen Mineralwassern, die – wenn sie nicht kurzfristig kurmäßig individuell verordnet werden – eine enorm schädigende Wirkung auf den Körper haben können. Reines Wasser hat einen sehr hohen Widerstand, bis zu 10 000 und 20 000 Ohm und sogar mehr.

Das Trinkwasser sollte aber mindestens 6000 Ohm haben. Das Leitungswasser in Städten liegt bei 2000 Ohm und darunter. Da es bereits geladen ist, d.h. es ist bereits an Mineralien gebunden, hat es kaum noch die Fähigkeit, im Körper Schlacken an sich zu binden, wodurch es die wichtige Fähigkeit zur Entgiftung verliert.

Nur wenige Heil- und Mineralwasser erfüllen den geforderten Wert wie z.B. das Haderheckwasser aus Königstein sowie Volvic und Spa aus Belgien (dies hat ca. 17 000 Ohm). Das beste Wasser, das ich bislang finden konnte, ist das Plose-Wasser aus den Südtiroler Hochalpen mit 28 000 Ohm. Die einzige mir bekannte Alternative ist ein Umkehrosmosegerät, das Ihr Leitungswasser reinigt. Es ist zwar eine sehr hohe Investition (750 bis 1500 €), wenn man jedoch bedenkt, dass ein solches Gerät etwa 20-25 Liter täglich herstellt, rechnet sich die Investition für eine 3- bis 4-köpfige Familie sehr bald.

Unterschätzen Sie niemals die Wirkung eines reinen Wassers und dessen Entgiftungsfähigkeit. Vor allem bei schweren Erkrankungen wie z.B. Krebs, die Ihr Immunsystem belasten, sollten Sie auf keinen Fall normales Leitungswasser oder Mineralwasser zu sich nehmen. Vermeiden Sie außerdem Wasser, das in Plastikflaschen abgefüllt wurde. Da Wasser hochlöslich wirkt, sind darin – meines Erachtens nach – so gut wie immer Weichmacher vom Plastik zu finden. Ich habe sogar schon Benzol darin getestet. Sie sollten vor allem während der Therapie die empfohlene Mindestmenge an Flüssigkeit zu sich nehmen. Ich fordere meine Patienten dazu auf, zwei Liter reines stilles Wasser am Tag zu trinken. Denn wir bringen vor allem durch die Bioresonanz enorm viele Giftstoffe in Umlauf, sodass der Körper diese Flüssigkeitsmenge benötigt, um diese

Stoffe ausscheiden zu können. Ansonsten würden sich diese woanders ansetzen. Zusätzlich können Sie – selbstverständlich individuell und je nach Erkrankung – ihre sonstigen Getränke zu sich nehmen, aber gewöhnen Sie sich an, täglich 1,5 Liter reines Wasser zu trinken, selbst wenn Sie keine Therapie machen. Weder Tee noch Kaffee dürfen hier dazu gezählt werden, da diese Genussmittel sind.

Sie werden den Unterschied schon bald bemerken: Vor allem am Anfang werden Sie sehr oft Wasser lassen müssen (ca. sechs Wochen lang), bis die Gewöhnungzeit vorüber ist, Das ist ein Ausschwemmeffekt. Später wird der Körper diese Regulation im Griff haben, und Sie werden wieder Ihren natürlichen Durst bekommen und nach diesen sechs bis acht Wochen das Gefühl entwickeln, dass Sie das Trinken von reinem Wasser ebenso wie die normale Nahrungsaufnahme wirklich benötigen. Auch wenn es anfangs etwas schwerfällt: Versuchen Sie, die angegebene Mengen zu erreichen, Ihr Körper wird es Ihnen danken.

Auszug aus Parasiten, die verborgene Ursache vieler Krankheiten, von A.E, Baklayan, 1999, Goldmann, München.

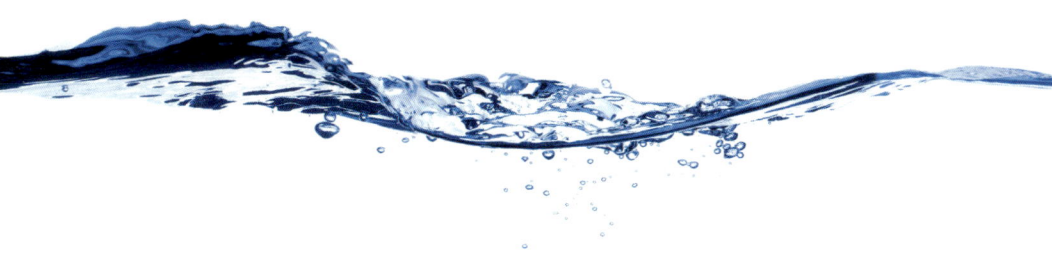

## 10. 29    Vegimanna

Vegimanna ist ein Gemüsepulver, das aus 8 verschiedenen Gemüsearten aus biologischem Anbau besteht. Es wurde entwickelt, um die krankmachenden Nitrosamine abzufangen, die zu schweren degenerativen Krankheiten (Krebs) führen können. Es hat sich unglaublich gut bewährt, um die natürliche Entsäuerung und Entgiftung des Körpers zu unterstützen und aufzubauen.

Meine Testungen ergaben, dass 90% aller Menschen Vegimanna zur Entsäuerung und Entgiftung brauchen können.

Dosierung ½ bis 1 Teelöffel in einem großen Glas lauwarmem Wasser täglich

Für mehr Information siehe: vegimanna.de

## 10. 30    Zahnherd-Sanierung

Einen Versuch ist es immer wert, in Absprache mit Ihrem biologisch arbeitenden Zahnarzt:

Nach der täglichen Zahnpflege:
- Tropfen Sie einen einzigen Tropfen ätherisches Oreganoöl auf ein sauberes Gefäß (z.B. eine Untertasse),
- tauchen Sie vorsichtig die vorderen Borsten Ihrer Zahnbürste in den Tropfen ein und
- bürsten Sie die betroffenen Zähne (beherdete Zähne) außen und innen damit.
  (Achtung: das Oreganoöl ist sehr scharf. Folgen Sie genau den Anweisungen.)

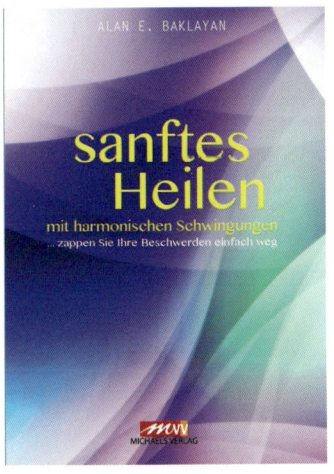

## Alan E. Baklayan: Sanftes Heilen mit harmonischen Schwingungen

Verlag: Michaels Verlag
ISBN-Nr.: 978-3-89539-709-7

Ein wichtiges Grundlagenwerk des bekannten Heilpraktikers und Pioniers der Bioresonanz- und Frequenztherapie über Grundphilosophie, Methoden und Anwendungsmöglichkeiten des Zappers.

2003 erstmals erschienen, gibt es den praktischen Ratgeber "Sanftes Heilen mit Biofrequenzen" von A. E. Baklayan nun endlich in der 3. überarbeiteten, erweiterten Neuauflage. In der neuen Auflage werden eine Vielzahl von Symptomen, Prophylaxen und Anwendungsbeispiele der Biofrequenztherapie mit dem Zapper skizziert.

Dieses Buch soll als Einführung in die Grundlagen und Möglichkeiten der Anwendung von dem Zapper der neuen Generation, dem „Diamond Shield Zapper IE", dienen. Diese neuen Geräte sind keine Verbesserungen der voran gegangenen sondern eröffnen völlig neue, bisher unbekannte Dimensionen.

- Mikroströme
- Modulation der Frequenzen
- Impuls-Entladung als Entlastungs- und Entspannungsanwendung

- das Diamond Shield Programm als erstes universelles Regulationsprogramm
- und die Harmonikalische Schwingungs-Therapie eröffnen uns schwindelerregende Möglichkeiten.

Können Sie sich vorstellen, dass man auf dem Körper wie auf einem Musikinstrument spielt und ihn dadurch wieder völlig harmonisiert?
Lassen Sie sich überraschen. Dieses Buch kann Ihnen eine völlig neue Sicht des Umgangs mit Ihrer Gesundheit und des Gesundwerdens eröffnen…

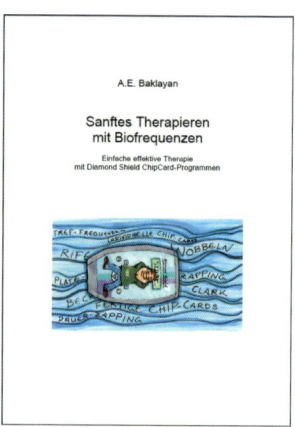

## Alan E. Baklayan: Sanftes Therapieren mit Biofrequenzen

Therapieprogramme auf Chipcards
für den Diamond Shield Zapper
Ebook zum kostenlosen Download

Verlag: A.E. Baklayan Selbstverlag
ISBN-Nr.: 978-3-00-0379-26-0

Die Chipcard-Technologie machte es möglich, dass Patienten von ihrem Therapeuten ein Programm zur regelmäßigen Anwendung zuhause auf eine Chipcard gespeichert bekommen. Für viele häufig auftretende Fälle sind vorprogrammierte Chipcards als Zubehör zum Diamond Shield Zapper erhältlich.

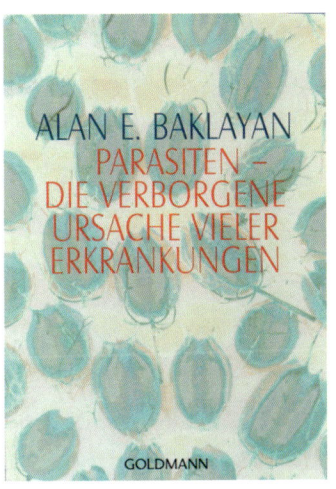

## Alan E. Baklayan: Parasiten – die verborgene Ursache vieler Erkrankungen

Verlag: Goldmann, München
ISBN-Nr.: 978-3-442-14163-0

In unserer Zeit wird allgemein eine Zunahme von chronischen Erkrankungen festgestellt. Mehr als die Hälfte aller Bundesbürger leidet beispielsweise unter Allergien. Gleichzeitig wachsen die Schwierigkeiten bei der Behandlung solcher Gesundheitsstörungen. Erprobte Medikamente wirken plötzlich nicht mehr. Völlig neue Krankheitsbilder entstehen, und bei vielen Patienten scheint keine Therapie mehr anzuschlagen. Ursache für diese Zustände ist häufig ein nicht erkannter Befall durch Parasiten. In diesem Handbuch erfährt der Leser alles

- über die Belastung der Gesundheit durch Parasiten
- über physiologische Reaktionen des Körpers (Immunsystem, Hormonausschüttung, Nervensystem)
- über Gesundheitsstörungen (von Kopfschmerz über Rheuma bis hin zu Krebs)
- über erfolgversprechende Behandlungsmethoden und Hilfe zur Selbsthilfe

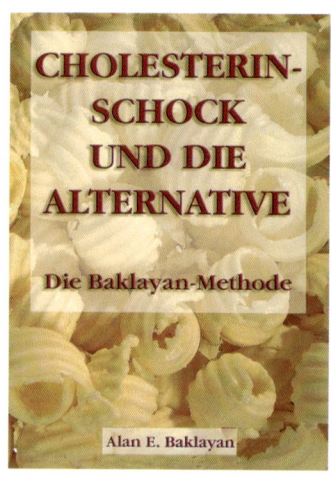

## Alan E. Baklayan: Cholesterin - Schock und die Alternative Die Baklayan-Methode

Verlag: Dr. Clark Zentrum
ISBN-Nr.: 978-0-9740287-2-9

Der vorliegende Ratgeber ist nach sorgfältigsten Recherchen entstanden und will dem Leser einmal die wirklichen Vorgänge rund um die Substanz Cholesterin verständlich nahe bringen.

Gleichzeitig erfährt er auf diesem Wege auch, wie er seine Blutfettwerte auf völlig natürliche Art in die für seinen Organismus positiv wirkenden Dimensionen bringen und auf Dauer auch so halten kann. Es werden die unterschiedlichsten Möglichkeiten und Hilfsmittel aus der Volksmedizin angesprochen, aber auch eine spezielle, vom Buchautor in seiner Praxis mehrere hundert Male erfolgreich angewendete Therapie, die man auch als medizinischer Laie daheim als Eigentherapie durch führen kann.

Dieses Buch will den Arztbesuch nicht ersetzen, sondern den Patienten dahingehend sensibilisieren, dass er selbst aktiv an einer für ihn wichtigen Cholesterinsenkung mitwirken kann, ohne sich später ausschließlich den inzwischen weltweit bekannten möglichen Nebenwirkungen chemischer "Hämmer" aussetzen zu müssen.

Für all diejenigen Menschen, und ihre Zahl geht derzeit in die Hunderttausende, die das Vertrauen in die chemischen Medikamente verloren haben, soll dieser Ratgeber eine Unterstützung sein, die ihnen hilft, ihr Cholesterinproblem in den Griff zu bekommen.

## Alan E. Baklayan: Asthma

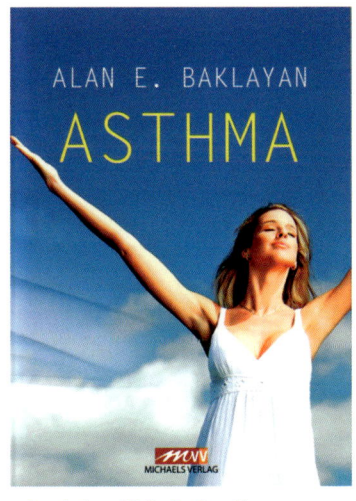

Verlag: Michaels Verlag, Peiting
ISBN-Nr.: 978-3-89539-486-7

Asthma ist eine gefährliche, unter anderem sogar lebensbedrohliche Volkskrankheit, deren Verbreitung durch die enormen Luftbelastungen in den Industrieländern ständig zunimmt. Doch was gemeinhin als Ursache der Krankheit betrachtet wird, sind in Wahrheit nur sekundäre Faktoren. Ausgehend von der Erkenntnis, dass das Asthmabild sich an einem Kreuzungspunkt zwischen dem Phänomen der Allergien und Infektionen befindet, machte Baklayan die durchschlagende Entdeckung, dass Spulwürmer und deren Larven, die sich in den Lungen der Patienten einnisten, oftmals die wahren Urheber des Leidens sind. In seinem Buch legt er dar, wie diese Parasiten nachgewiesen und durch die Anwendung eines Frequenzgenerators getötet werden können.

Der Leser wird feststellen, dass die Hinweise und Erklärungen weit über das Maß eines üblichen Selbsthilfebuches hinaus gehen. Mit der Darstellung der Temperamentenlehre, der Beschreibung physiologischer Prozesse, der Wiedergabe wissenschaftlicher Forschungsergebnisse sowie der Berichte über seine eigenen Forschungen, taucht Baklayan tief in die Entstehung des Asthmabildes ein.
Dieses Buch dürfte zu einem gewichtigen Standardwerk werden, das für alle Asthmabetroffenen eine unschätzbare Hilfe darstellen kann.

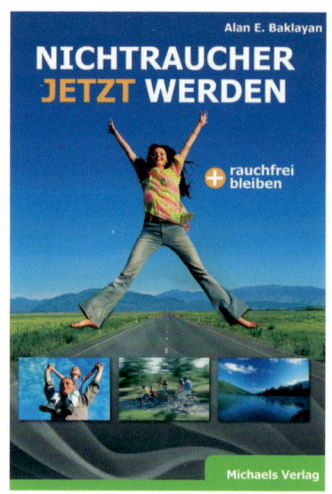

## Alan E. Baklayan: NICHTRAUCHER - JETZT - WERDEN

Verlag: Michaels Verlag
ISBN-Nr.: 978-3-89539-469-0

Mancher Raucher sagt sich immer wieder, das Rauchen sei nur eine schlechte Angewohnheit, die er jederzeit beenden könne. Leider wirkt diese Verharmlosung nicht gerade unterstützend sondern vielmehr als Selbstbeschwichtigung, um sich mit dem „Laster" weiterhin abzufinden.

Tatsächlich und medizinisch nachweislich ist das Rauchen aber eine Sucht, von der es sich zu befreien gilt, um Lebensqualität zu gewinnen. Die vermeintlich beruhigende Wirkung des Rauchens ist nichts weiter als die physische Befriedigung des süchtigen Organismus.Nach der in diesem Buch detailliert beschriebenen Methode werden Sucht- und Giftstoffe ausgeleitet. Der Organismus wird von den Entzugswirkungen und Giftbelastungen befreit.

Mit dieser Unterstützung kann man sich unbeschwert darauf konzentrieren, eine Lebenskultur ohne den gewohnten Griff zur Zigarette zu entwickeln.

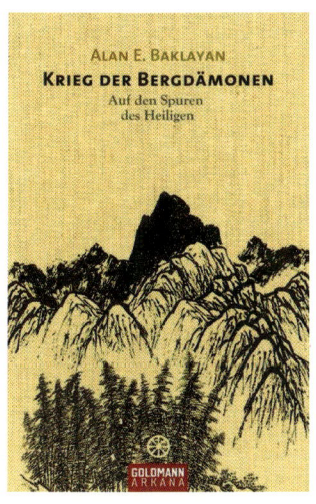

# Alan E. Baklayan: Krieg der Bergdämonen - Auf den Spuren des Heiligen

Verlag: Arkana
ISBN-Nr.: 978-3442338450

## Der Alltagskampf als spiritueller Weg

Bergdämonen (Tengus) sind Fabelwesen, die in der japanischen Shinto-Religion eine wichtige Rolle spielen. Sie werden gewöhnlich als Mischwesen zwischen Mensch und Vogel dargestellt und haben ihre Heimat in den Bergen. Bei Alan E. Baklayan symbolisieren die Bergdämonen mythologische Figuren für ein Menschsein im Werden. In Dialogen zwischen Meistern und Schülern entwickeln sie ihre Auffassung von Kampfkunst, die vor allem auf die Bewusstwerdung eigener Widersprüche zielt. In dichter, archaisch anmutender Sprache und mit Anklängen an das unterhaltsame Genre von Fantasy-Romanen führt uns Baklayan das Wesen der Begegnung von Kräften und ihrer Versöhnung vor Augen. Er zeigt, in welchem Geist wir selbst die Kämpfe in unserem Alltag, sei es in Familie, Beruf oder Politik, bestreiten sollten: nicht durch Appeasement oder unangemessene Aggressivität, sondern in einer Haltung wacher Konzentration und selbstloser Aufrichtigkeit.

- Spricht alle an, die sich für Taoismus, Zen, Kampfkünste und innere Alchemie interessieren
- Eine Parabel zum Kampf zwischen Schlaf und Erwachen und zur Evolution des Bewusstseins
- Es gibt eine eigene Webseite zum Buch!